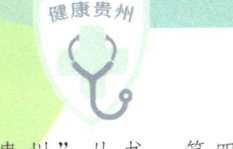

"健康贵州"丛书·第四辑

留守老人身心健康的那些事

贵州省疾病预防控制中心　编
张　翔　杨雅愉 主编

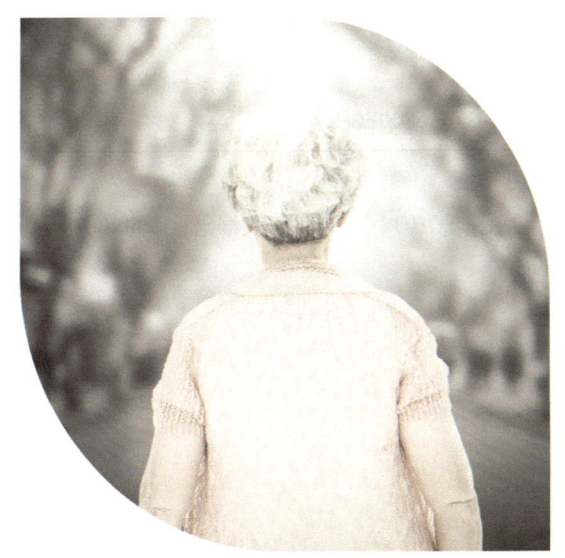

贵州科技出版社
·贵阳·

图书在版编目(CIP)数据

留守老人身心健康的那些事 / 贵州省疾病预防控制中心编 ; 张翔, 杨雅愉主编. -- 贵阳 : 贵州科技出版社, 2024.11. -- ("健康贵州"丛书 / 胡远东, 刘涛主编). -- ISBN 978-7-5532-1446-7

Ⅰ.R161.7-49

中国国家版本馆CIP数据核字第2024GK8030号

留守老人身心健康的那些事
LIUSHOU LAOREN SHENXIN JIANKANG DE NAXIESHI

出版发行	贵州科技出版社
地　　址	贵阳市观山湖区会展东路SOHO区A座（邮政编码：550081）
网　　址	https://www.gzstph.com
出 版 人	王立红
策划编辑	杨林谕
责任编辑	蔡娅凝
装帧设计	郁　文
经　　销	全国各地新华书店
印　　刷	贵州新华印务有限责任公司
版　　次	2024年11月第1版
印　　次	2024年11月第1次
字　　数	83千字
印　　张	8.25
开　　本	710 mm × 1000 mm　1/16
书　　号	ISBN 978-7-5532-1446-7
定　　价	45.00元

《留守老人身心健康的那些事》
编辑委员会

主　编：张　翔　贵州省第二人民医院
　　　　杨雅愉　贵州省疾病预防控制中心
副主编：杨　睿　贵州中医药大学基础医学院
　　　　刘次俊　贵州省第二人民医院

编　委（以姓氏笔画为序）：
　　　　杨瑞玲　贵州省第二人民医院
　　　　宋　华　北京积水潭医院贵州医院
　　　　张　佼　贵州省人民医院
　　　　张雄峰　贵州中医药大学第二附属医院
　　　　武鹏燕　贵州医科大学附属医院
　　　　胡远东　贵州省疾病预防控制中心
　　　　黄学利　贵州省第二人民医院
　　　　管洪枣　贵州省第二人民医院

"健康贵州"丛书编委会

主　编：胡远东　刘　涛

编　委（以姓氏笔画为序）：

　　　　冯　军　伍恩璇　刘　涛　刘　浪

　　　　李艳辉　杨林谕　张人华　赵否曦

　　　　胡远东　徐莉娜

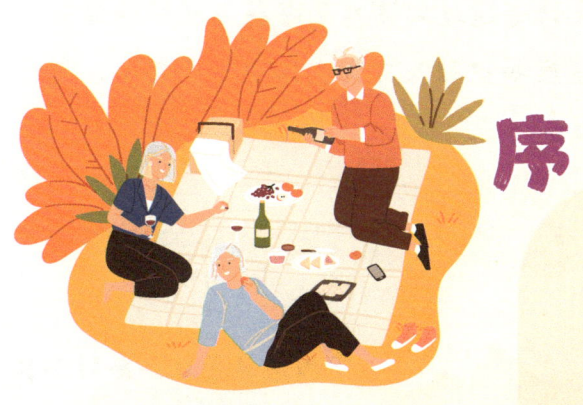

序

　　每个人都是自己健康的第一责任人，同时也对家庭和社会负有健康责任。普及健康知识，提升全民健康素养，是提高全民健康水平根本、经济、有效的措施之一。《健康中国行动（2019—2030年）》提出，要推进健康知识普及，实现从"以治病为中心"向"以健康为中心"的转变。以科普的方式将健康领域的科学方法、科学思想和科学精神传播给公众，提升公众健康素养，帮助公众学会自我健康管理，对于"健康中国"的建设和实现人民对美好生活的向往都有着重要的意义。

　　由贵州省疾病预防控制中心领衔，国内多位专家参与编纂的"健康贵州"丛书即将出版第四辑。本丛书以问答形式，图文并茂地对大众关心的健康问题进行了深入浅出的解答。本丛书编委会的各位专家秉着集腋成裘、聚沙成塔的精神，致力于做科学、权威、实用、通俗易懂的科普，为全民健康事业做出了积极的贡献。

衷心希望广大读者通过阅读本丛书获得科学的健康知识,并将获得的健康知识融入日常生活中。愿每个人更健康,每个家庭更幸福!

中国健康管理协会副会长

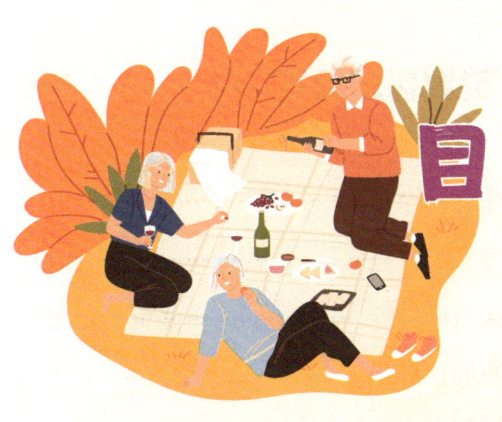

目 录

第一部分　基础知识 ································· **001**

  1. 什么是留守老人？ ································· 003

  2. 多大年纪才算老年人？ ····························· 004

  3. 什么是农村留守老人？ ····························· 005

  4. 什么是城市留守老人？ ····························· 006

  5. 农村留守老人的现状怎么样？ ······················· 007

  6. 为何农村留守老人会引起社会关注？ ················· 008

  7. 为什么农村老人更需要被照顾？ ····················· 009

  8. 为什么农村留守老人的孤独感会加重？ ··············· 010

  9. 为什么农村留守老人会被子女忽视？ ················· 011

  10. 针对留守问题有哪些政策？ ······················· 012

  11. 如何多管齐下改善农村留守老人境遇？ ············· 013

第二部分　常见疾病的科普和保健 ……… 015

1. 老人如何防治慢性疾病？ ……………………… 017
2. 什么是躯体化障碍？ …………………………… 018
3. 躯体化障碍的症状有哪些？ …………………… 018
4. 躯体化障碍产生的原因是什么？ ……………… 019
5. 老人高血压的诊断标准是什么？ ……………… 020
6. 高血压患者在家怎么测量血压？ ……………… 021
7. 高血压患者的非药物干预措施有哪些？ ……… 022
8. 什么是心脏病？ ………………………………… 024
9. 如何预防心脏病的发生？ ……………………… 025
10. 什么是糖尿病？ ………………………………… 026
11. 糖尿病的危害有哪些？ ………………………… 027
12. 如何预防糖尿病？ ……………………………… 028
13. 什么是高脂血症？ ……………………………… 029
14. 高脂血症的症状有哪些？ ……………………… 030
15. 如何预防高脂血症？ …………………………… 031
16. 什么是高尿酸血症？ …………………………… 032
17. 高尿酸血症的危害有哪些？ …………………… 032
18. 如何防治高尿酸血症？ ………………………… 033
19. 什么是高同型半胱氨酸血症？ ………………… 034
20. 高同型半胱氨酸血症的危害有哪些？ 034

21. 如何防治同型半胱氨酸升高？⋯⋯⋯⋯⋯⋯⋯⋯ 035
22. 什么是慢性支气管炎？⋯⋯⋯⋯⋯⋯⋯⋯⋯⋯ 036
23. 慢性支气管炎的症状有哪些？⋯⋯⋯⋯⋯⋯⋯ 037
24. 如何防治慢性支气管炎？⋯⋯⋯⋯⋯⋯⋯⋯⋯ 038
25. 什么是肺气肿？⋯⋯⋯⋯⋯⋯⋯⋯⋯⋯⋯⋯⋯ 039
26. 肺气肿的主要症状有哪些？⋯⋯⋯⋯⋯⋯⋯⋯ 040
27. 如何防治肺气肿？⋯⋯⋯⋯⋯⋯⋯⋯⋯⋯⋯⋯ 041
28. 什么是脑血管疾病？⋯⋯⋯⋯⋯⋯⋯⋯⋯⋯⋯ 042
29. 脑血管疾病的危险因素有哪些？⋯⋯⋯⋯⋯⋯ 042
30. 脑血管疾病常见症状有哪些？⋯⋯⋯⋯⋯⋯⋯ 043
31. 如何防治脑血管疾病？⋯⋯⋯⋯⋯⋯⋯⋯⋯⋯ 044
32. 什么是帕金森病？⋯⋯⋯⋯⋯⋯⋯⋯⋯⋯⋯⋯ 044
33. 帕金森病的症状有哪些？⋯⋯⋯⋯⋯⋯⋯⋯⋯ 045
34. 如何防治帕金森病？⋯⋯⋯⋯⋯⋯⋯⋯⋯⋯⋯ 047
35. 什么是老年痴呆？⋯⋯⋯⋯⋯⋯⋯⋯⋯⋯⋯⋯ 047
36. 老年痴呆有哪些常见类型？⋯⋯⋯⋯⋯⋯⋯⋯ 048
37. 什么是阿尔茨海默病？⋯⋯⋯⋯⋯⋯⋯⋯⋯⋯ 049
38. 阿尔茨海默病有哪些症状？⋯⋯⋯⋯⋯⋯⋯⋯ 050
39. 如何延缓阿尔茨海默病发病？⋯⋯⋯⋯⋯⋯⋯ 051
40. 什么是肺结节？⋯⋯⋯⋯⋯⋯⋯⋯⋯⋯⋯⋯⋯ 052
41. 什么是甲状腺结节？⋯⋯⋯⋯⋯⋯⋯⋯⋯⋯⋯ 053
42. 检查甲状腺的方法有哪些？⋯⋯⋯⋯⋯⋯⋯⋯ 054
43. 发现甲状腺结节怎么办？⋯⋯⋯⋯⋯⋯⋯⋯⋯ 054

44. 甲状腺结节患者的饮食需注意什么？ ⋯⋯⋯⋯ 055
45. 什么是囊肿？ ⋯⋯⋯⋯⋯⋯⋯⋯⋯⋯⋯⋯⋯⋯ 055
46. 囊肿常发生在什么部位？ ⋯⋯⋯⋯⋯⋯⋯⋯⋯ 056
47. 囊肿的危害有哪些？ ⋯⋯⋯⋯⋯⋯⋯⋯⋯⋯⋯ 056
48. 什么是前列腺增生？ ⋯⋯⋯⋯⋯⋯⋯⋯⋯⋯⋯ 057
49. 前列腺增生常见的症状有哪些？ ⋯⋯⋯⋯⋯⋯ 058
50. 如何治疗前列腺增生？ ⋯⋯⋯⋯⋯⋯⋯⋯⋯⋯ 059
51. 什么是下肢静脉曲张？ ⋯⋯⋯⋯⋯⋯⋯⋯⋯⋯ 060
52. 哪些人群更容易患静脉曲张？ ⋯⋯⋯⋯⋯⋯⋯ 062
53. 下肢静脉曲张的症状有哪些？ ⋯⋯⋯⋯⋯⋯⋯ 063
54. 如何预防和减少下肢静脉曲张的发生？ ⋯⋯⋯ 064
55. 如何治疗下肢静脉曲张？ ⋯⋯⋯⋯⋯⋯⋯⋯⋯ 066
56. 下肢静脉曲张患者的预后如何？ ⋯⋯⋯⋯⋯⋯ 067
57. 什么是慢性胃炎？ ⋯⋯⋯⋯⋯⋯⋯⋯⋯⋯⋯⋯ 067
58. 为什么会得胃炎？ ⋯⋯⋯⋯⋯⋯⋯⋯⋯⋯⋯⋯ 069
59. 如何诊断胃炎？ ⋯⋯⋯⋯⋯⋯⋯⋯⋯⋯⋯⋯⋯ 070
60. 如何治疗胃炎？ ⋯⋯⋯⋯⋯⋯⋯⋯⋯⋯⋯⋯⋯ 071
61. 如何预防胃炎？ ⋯⋯⋯⋯⋯⋯⋯⋯⋯⋯⋯⋯⋯ 072
62. 什么是胆结石？ ⋯⋯⋯⋯⋯⋯⋯⋯⋯⋯⋯⋯⋯ 073
63. 怎样的饮食会引起胆结石？ ⋯⋯⋯⋯⋯⋯⋯⋯ 073
64. 防治胆结石要注意什么？ ⋯⋯⋯⋯⋯⋯⋯⋯⋯ 075
65. 什么是肾结石？ ⋯⋯⋯⋯⋯⋯⋯⋯⋯⋯⋯⋯⋯ 077
66. 如何治疗肾结石？ ⋯⋯⋯⋯⋯⋯⋯⋯⋯⋯⋯⋯ 078

67. 什么是功能性消化不良？ …………………… 079
68. 如何预防功能性消化不良？ ………………… 079
69. 什么是便秘？ …………………………………… 080
70. 人们常说的一些缓解便秘的方法真的有用吗？
   ……………………………………………………… 081
71. 总是便秘怎么办？ ……………………………… 083
72. 什么是癌症？ …………………………………… 085
73. 什么是关节炎？ ………………………………… 086
74. 关节炎的症状有哪些？ ………………………… 087
75. 关节炎的预防措施有哪些？ …………………… 088
76. 什么是慢性肾脏病？ …………………………… 089
77. 慢性肾脏病的症状有哪些？ …………………… 090
78. 如何延缓慢性肾功能不全？ …………………… 091
79. 常见的口腔问题有哪些？ ……………………… 091
80. 日常如何护理口腔？ …………………………… 092
81. 什么是白内障？ ………………………………… 093
82. 如何预防白内障？ ……………………………… 094
83. 如何治疗白内障？ ……………………………… 095
84. 什么是慢性疼痛？ ……………………………… 096
85. 慢性疼痛的病因是什么？ ……………………… 096
86. 慢性疼痛如何就诊？ …………………………… 097

第三部分　了解常见心理困惑 ……………………… **099**

1. 老人要如何保持心理健康？……………………… 101
2. 如何化解孤独感？………………………………… 102
3. 如何改善低落情绪？……………………………… 104
4. 如何缓解焦虑和紧张？…………………………… 106
5. 如何化解急躁？…………………………………… 107
6. 如何做到不脱离社会？…………………………… 108
7. 如何处理好邻里关系？…………………………… 109

第四部分　其他相关问题 ……………………………… **111**

1. 为什么留守老人的农业生产劳动很繁重？……… 113
2. 老人该如何提高生活质量？……………………… 113
3. 老年人要怎么安排起居作息？…………………… 114
4. 老人怎么合理搭配饮食？………………………… 115
5. 什么是八段锦？…………………………………… 116
6. 什么是五禽戏？…………………………………… 117

第一部分
基础知识

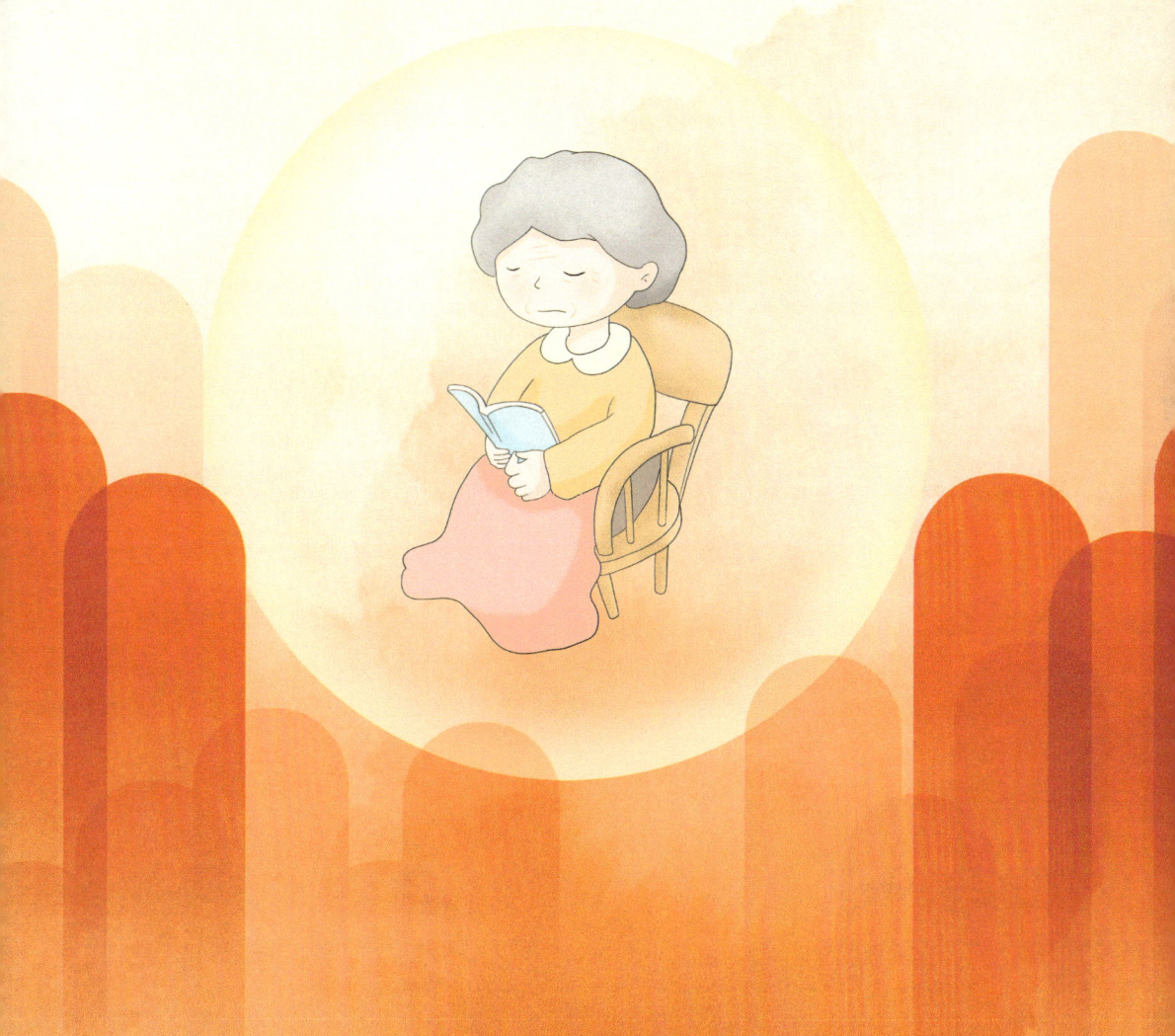

第一部分　基础知识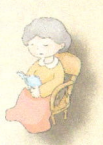

1. 什么是留守老人？

留守老人是指年龄较大、健康状况可能较为脆弱的老人，他们的子女或其他家庭成员因工作等原因长期不在身边，导致老人长时间独居或少有家人陪伴。这一现象在农村地区比较普遍，在城市地区也有出现。

留守老人面临着诸多问题，包括生活保障、医疗服务等方面。在情感方面，留守老人缺乏子女或家庭成员的陪伴，会有孤独感，甚至影响到他们的身心健康。因此，社会需要关注并提供适当的支持和服务，以改善留守老人的生活质量。

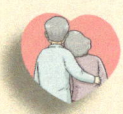

留守老人身心健康的那些事

2. 多大年纪才算老年人？

按照国际惯例，65周岁以上的人为老年人。在我国，按照《中华人民共和国老年人权益保障法》中的规定，老年人是指60周岁及以上的公民。按照我国的人口年龄划分，一般来说：0~4岁为婴幼儿；5~11岁为儿童；12~18岁为少年；19~35岁为青年；36~59岁为中年；60岁及以上为老年。

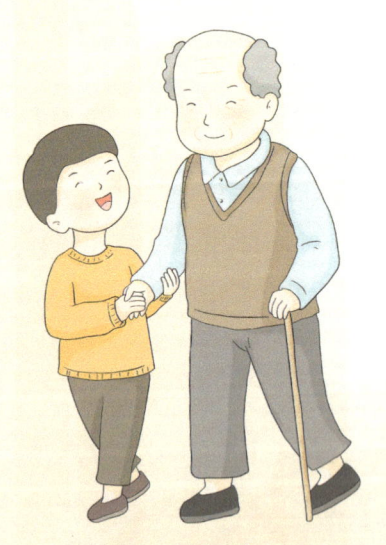

第一部分 基础知识

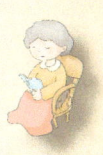

3. 什么是农村留守老人？

改革开放以来，我国经济发展水平不断提高，农村大量青壮年劳动力前往东南沿海地区和一些大中城市务工，造成越来越多的农村老人留守家中。这些子女不在身边的留守老人正成为日益庞大的一个特殊群体，尤其集中在我国中西部地区农村。

农村留守老人是指因子女全部离开县城或不设区的地市范围外出务工或经商等一年以上、留在农村生活、身边没有其他赡养人或赡养人没有赡养能力的60周岁以上户籍老人。

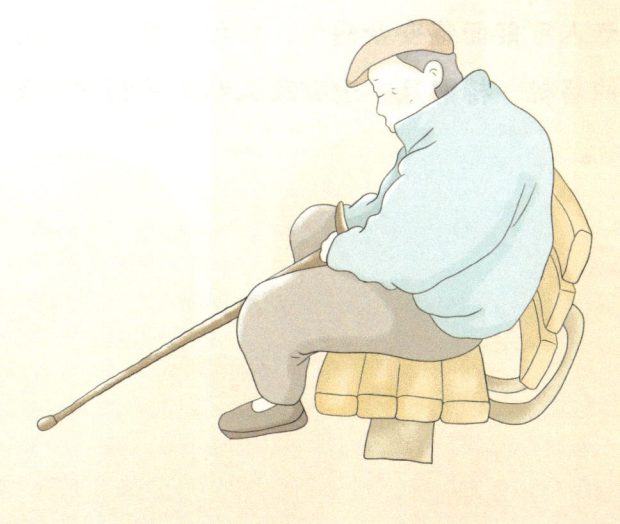

留守老人身心健康的那些事

4. 什么是城市留守老人？

城市留守老人是指那些由于各种原因长期独居在城市中的老人。他们通常面临着诸多问题，这些问题与农村留守老人有些相似，但也有一些独特的特点。例如，城市生活成本较高，城市留守老人中的一部分可能因此面临经济压力的问题，尤其是对于那些没有充裕退休金或子女支持的老人来说。在城市中，医疗服务可能相对便利，但是对于一些老年人来说，特别是那些行动不便或患有慢性疾病的老人来说，获得医疗服务并不容易。城市留守老人往往缺乏社交活动，尤其是在城市中没有建立起稳定社交网络的老人，这可能让他们感到社会融入感低，会增加他们的孤独感。在城市中，尤其是在一些犯罪率较高的地区，城市留守老人可能面临安全隐患，他们可能成为盗窃、欺诈等犯罪的目标，特别是在没有家人陪伴的情况下更容易成为受害者。

第一部分 基础知识

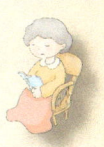

5. 农村留守老人的现状怎么样？

农村留守老人一般生活在中国偏僻贫穷的农村。农村留守老人有哪些突出的处境问题呢？首先，农村留守老人长年没有家人陪在身边，这对农村留守老人的心理健康造成影响，使其易患抑郁症、偏执症等；其次，部分农村留守老人生活条件艰苦，地处山区的农村留守老人购买物资不便，平时只能在赶集的日子偶尔托人采购点生活补给；再者，农村医疗机构欠缺，卫生站也可能距离比较远，并且医疗物资和医护人员的数量有限，农村留守老人一旦生病，往往很难得到有效治疗，会病急乱投医或错过最佳治疗时间。

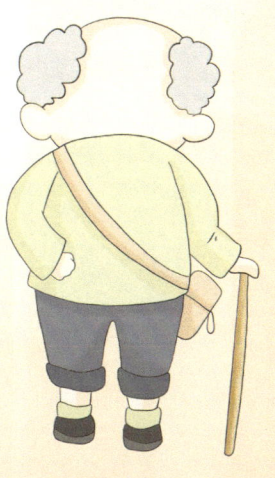

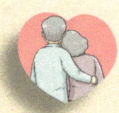 留守老人身心健康的那些事

6. 为何农村留守老人会引起社会关注？

据2018年《中国农村留守老人研究报告》，我国农村留守老人规模达1600万人。我国大规模农村劳动力的城乡流动始自20世纪80年代，而由此带来的农村留守人口现象直到21世纪初才真正引起社会关注。在留守儿童群体越来越受到重视的情况下，留守老人承担的隔代抚养和教育责任成为引人关注的一个焦点问题，对老年群体的状况和政策等各类研究成为热点。

第一部分　基础知识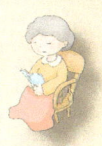

7. 为什么农村老人更需要被照顾?

根据2016年《中国老年社会追踪调查》数据显示,超过70%的农村老人罹患不同种类、不同程度的慢性疾病。很多农村老人即使明知自己患有慢性疾病,也不会轻易选择就医,原因是"开销大、怕花钱"。让人难过的是,虽然身体不适,由于子女不在身边,这些留守的农村老人还要自己负责照顾自己。实际上,农村留守老人具有较强烈的日常生活照料需求。调查数据显示,有8.57%的农村老人需要基本日常生活照料,即需要他人帮助吃饭、穿衣、上厕所、上下楼、室内行走等,所需照料时长超过4年;有11.63%的农村老人需要他人帮忙做家务,且所需照料时长超过5年。无论是基本日常生活照料,还是工具性日常生活照料(做家务),农村老人的需求皆显著高于城市老人的。

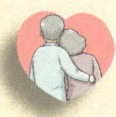 留守老人身心健康的那些事

8. 为什么农村留守老人的孤独感会加重？

传统的中国农村是一大家子住在一起，家里年轻一辈出去打工，孩子还留在农村，最起码老人还能给孙子、孙女做饭，他们还有存在感。现在有的出去打工的年轻父母，孩子还小的时候就带在身边，或到小孩上初中时，小孩父母会把孩子接走，这样会将老人的情感联系切断，导致老人极其孤单。

农村留守老人精神空虚、孤独感严重已成为普遍现象。由于农村居住分散、社会组织发育不充分，老年活动范围有限，特别是深山里的独居老人，极易陷入自我封闭的心理状态。近年来，子女外出、家庭成员长期分离使得农村留守老人的孤独感愈发强烈，抑郁情形有所增加，甚至有的老人还会出现绝望自杀倾向。

第一部分　基础知识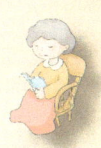

9. 为什么农村留守老人会被子女忽视？

现在农村的经济条件有所改善，农民的生活需求日益增长，农村的有限资源无法在现实条件下满足农民的物质需求和精神需求，农村的年轻人只有外出务工才能获得更多的发展机会。随着生活水平和消费水平的提高，农村留守老人的子女在城市的生活压力也随之加大，他们甚至会对留守在农村的父母长时间不闻不问，这时，留守在农村的父母会因为缺少子女的关心，在孤独中承受缺少亲情陪伴的煎熬。

留守老人身心健康的那些事

10. 针对留守问题有哪些政策？

《中共中央 国务院关于学习运用"千村示范、万村整治"工程经验有力有效推进乡村全面振兴的意见》指出：健全农村养老服务体系，因地制宜推进区域性养老服务中心建设，鼓励发展农村老年助餐和互助服务。加强农村生育支持和婴幼儿照护服务，做好流动儿童、留守儿童、妇女、老年人、残疾人等关心关爱服务。2024年5月8日由民政部联合中央精神文明建设办公室、农业农村部等多个部门印发《关于加快发展农村养老服务的指导意见》（简称《意见》）。《意见》针对目前农村留守老人的养老问题强调：强化农村基本养老服务供给，补齐农村养老服务短板，着力提高农村养老服务质量水平，更好满足广大农村老年人养老服务需求。目标是到2025年，农村养老服务网络进一步健全，每个县（市、区、旗）至少有1所以失能照护为主的县级特困人员供养服务机构，省域内总体乡镇（街道）区域养老服务中心服务覆盖率不低于60%，互助养老因地制宜持续推进，失能照护、医康养结合、助餐、探访关爱、学习娱乐等突出服务需求得到有效满足。

第一部分 基础知识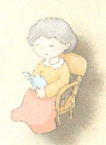

11. 如何多管齐下改善农村留守老人境遇？

要弘扬农村互助文化，让邻里守望、互助合作成为农村的主要文化；由政府引导多渠道筹资，增加农村互助养老资金支持，可以推动长期照护保险试点地区购买农村互助照护服务，除了政府资金外，让更多企业、基金会和其他社会资本通过资金支持农村互助养老试点。

进一步提高养老保障水平，建立农村养老金稳定增长和动态调节机制。目前，我国农村老人的养老保险停留在"广覆盖、低水平"阶段，与城镇老人的养老金水平存在较大差距，可尝试对标城市居民养老金增长与调节机制，着力提高农村老人的养老金水平，增加"养老钱"的筹措渠道，辅之以精准化养老服务补贴制度。

提高健康服务水平，解决农村老年群体"就医"问题。优化医疗卫生服务设施布局，对于长期未使用的村卫生室进行整改，科学制定基层卫生服务人员的培养、晋升、补贴政策，缓解当下因缺少医务人员造成的基层医疗卫生机构无法正常运行的状况；建立农村老人急救体系，建立山区乡村集体配置急救车制度、增加急救站，并对乡村"4050人员"（指处于劳动年龄段中女40岁以上、男50岁以上的人员）进行急救培训，增加医护人员供给，提高急救呼叫满足率；医疗卫生资源进一步下沉，放宽乡村卫生室药品供应、输液权限等，满足农村老年群体的基本就医需求。

第二部分
常见疾病的科普和保健

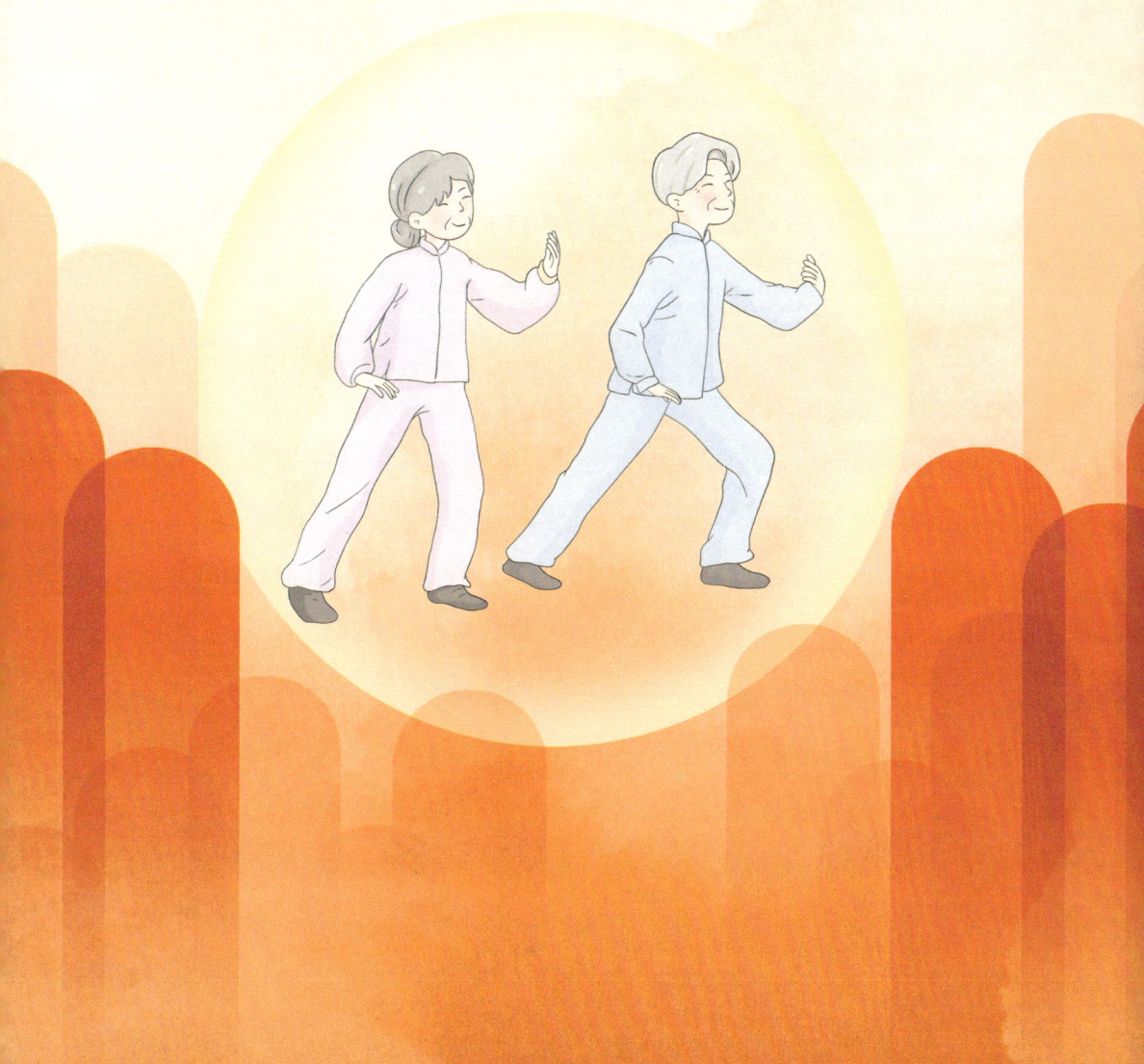

第二部分 常见疾病的科普和保健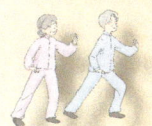

1. 老人如何防治慢性疾病?

据调查,75%以上的老人患有一种以上的慢性疾病,如何与慢性疾病共存是大多数老人需要规划的生活内容。老人应每年做一次体检,并定期测量血压、血糖、血脂。如已确诊疾病,要遵医嘱按规律服药,不可自行增减药物,以预防和延缓并发症的发生。需要注意的是,一旦出现头晕、头痛、眩晕、胸闷气短、胸口疼痛、言语不清、饮水呛咳、肢体麻木等情况要立即到正规医院就诊,不要听信偏方或是自行服药。

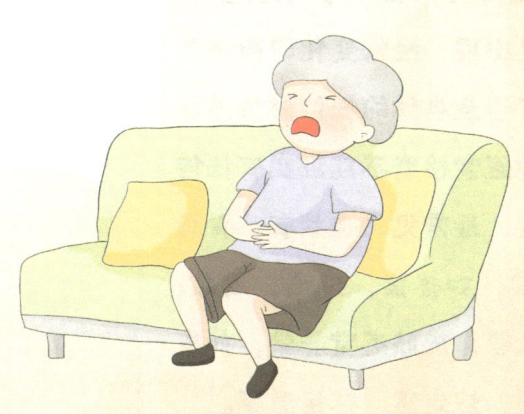

2. 什么是躯体化障碍？

躯体化障碍是神经症性障碍的一种，是一种反复出现多种多样、频繁易变且没有可证实的器质性躯体症状的精神疾病。简单来说就是经过医学检查却查不出问题，或者检查仅显示轻度异常而解释不了的症状，但是患者非常关注这些不适，很担忧健康会出问题。患者越是担忧，就越不舒服，越不舒服就越是担忧，如此循环。

3. 躯体化障碍的症状有哪些？

躯体化障碍的症状表现为多种多样、反复出现、经常变化的躯体不适症状，可涉及身体的任何部位或器官，但各种医学检查不能证实有任何器质性病变，最常见的症状有：胃肠道感觉异常，如疼痛、打嗝、反酸、恶心、呕吐等；皮肤感觉异常，如皮肤有烧灼感、蚁走感、疼痛感等。

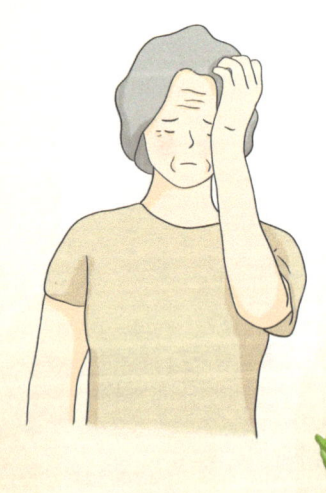

第二部分　常见疾病的科普和保健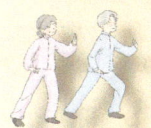

4. 躯体化障碍产生的原因是什么？

一个人会在焦虑或抑郁的状态下担心自己的身体出现问题，并长期处在对疾病的恐惧、担忧状态中。他们内心很关注自己身上不舒服的地方，担心这些地方会出现大问题，想要赶紧把问题解决掉，但他自己又无法控制焦虑的情绪，越想越难受。躯体化障碍可以通过服用抗焦虑的药物缓解心理上的痛苦，还可以用心理咨询做辅助的治疗，这样能减轻症状。

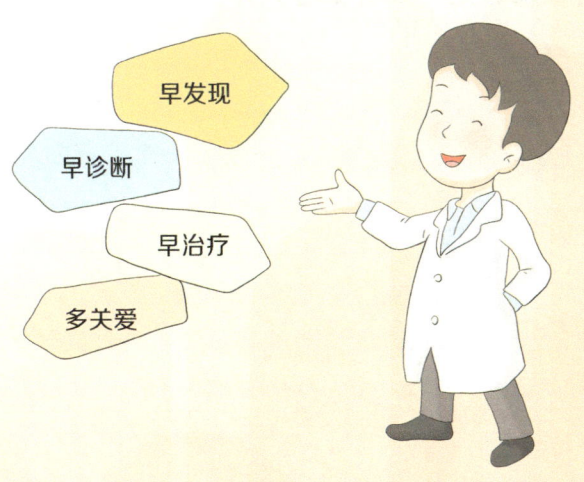

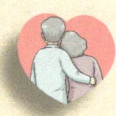

留守老人身心健康的那些事

5. 老人高血压的诊断标准是什么？

按照《中国高血压临床实践指南（2022版）》诊断标准，收缩压≥140 mmHg 和/或舒张压≥90 mmHg 为高血压诊断界值（非同日3次测量）。

老人高血压诊断：

年龄为 65~79 岁的老人，血压≥140/90 mmHg 应开始药物治疗，降压目标＜140/90 mmHg，如果可耐受，可降至＜130/80 mmHg。

年龄≥80 岁的老人，收缩压≥150 mmHg 可开始药物治疗，降压目标＜150/90 mmHg。

合并衰弱等老年综合征者，诊断条件可适当放宽。

第二部分　常见疾病的科普和保健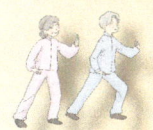

6. 高血压患者在家怎么测量血压？

建议每天早、晚各测量1次血压；每次测量至少连续获取2次血压读数，每次读数间隔1~2 min，取2次读数的平均值，若第1次、第2次血压读数的差值＞10 mmHg，则建议测量第3次，取后2次读数的平均值。需要注意的是，测量血压前30 min避免剧烈运动、饮酒、喝含咖啡因的饮料及吸烟，在每次测量之前，安静休息3~5 min。

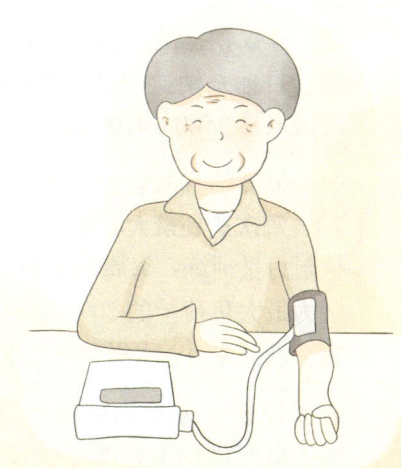

留守老人身心健康的那些事

7. 高血压患者的非药物干预措施有哪些？

高血压患者的非药物干预措施包括饮食干预、运动干预、减压干预等，如低钠高钾饮食（但不建议补钾）、合理膳食、控制体重、不吸烟、限制饮酒、增加运动、管理睡眠等。表 2-1 详细列出了高血压患者的非药物干预措施的内容。

表 2-1 高血压患者的非药物干预措施

方式	内容
饮食干预	DASH 饮食①：坚持均衡食用水果、蔬菜、全谷物和低钠低脂乳制品 食用替代盐或低钠富钾食物：使用替代盐烹饪；建议钠盐的摄入量 <5 g/d（约 1 茶匙），最佳目标是钠盐的摄入量 <1.5 g/d，推荐钾的摄入量 3500～4700 mg/d
运动干预	中等强度的有氧运动：30～60 min，每周 5～7d，每次达到最大心率的 50%～70% 抗阻力量训练：每周 90～150 min，一次训练量为最大负荷量的 50%～80%，6 个练习为 1 组，进行 3 组；太极和气功也可以协助降压
减压干预	呼吸控制：每日睡前进行缓慢有规律的呼吸（最好借助专业的呼吸设备），目标呼吸频率 <10 次/min 冥想：每次 20 min，每日 2 次 瑜伽：每周练习 3d，每天至少 30 min

第二部分　常见疾病的科普和保健

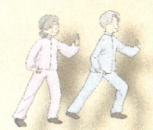

续表

方式	内容
减重干预	限制每日摄入热量≤500~750 kcal[②] 运动方式选择中到高强度的有氧运动，每天30~60 min，每周5~7 d，达到最大心率的60%~90% 最佳目标是达到理想体重，身体质量指数（body mass index，BMI）18.5~23.9 kg/m²，控制腰围至男性<90 cm，女性<80 cm
戒烟戒酒	不吸烟、彻底戒烟、避免被动吸烟 饮酒者降低酒精摄入，男性每日酒精摄入量≤20 g，女性每日酒精摄入量≤10 g，最好戒酒，避免酗酒
综合生活方式干预	饮食和运动联合干预是最有效的非药物干预措施，与其他生活方式干预措施同时进行可最大限度地降低血压

注：① DASH饮食是由一项大型高血压防治计划发展出来的饮食，常作为控制高血压的饮食方法。

② 1 kcal≈4.2 kJ，超重或肥胖者建议联合低热量饮食和运动进行减重。

所有高血压患者均应进行治疗性生活方式干预，其应作为高血压患者的基础治疗并贯穿治疗全程。血压处于正常但偏高的人群也应改善生活方式，预防高血压的发生。

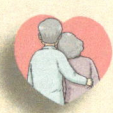

留守老人身心健康的那些事

8. 什么是心脏病？

心脏病是指影响心脏正常动作的一类循环系统疾病，包括风湿性心脏病、先天性心脏病、高血压性心脏病、冠心病、心肌炎等各种心脏病。

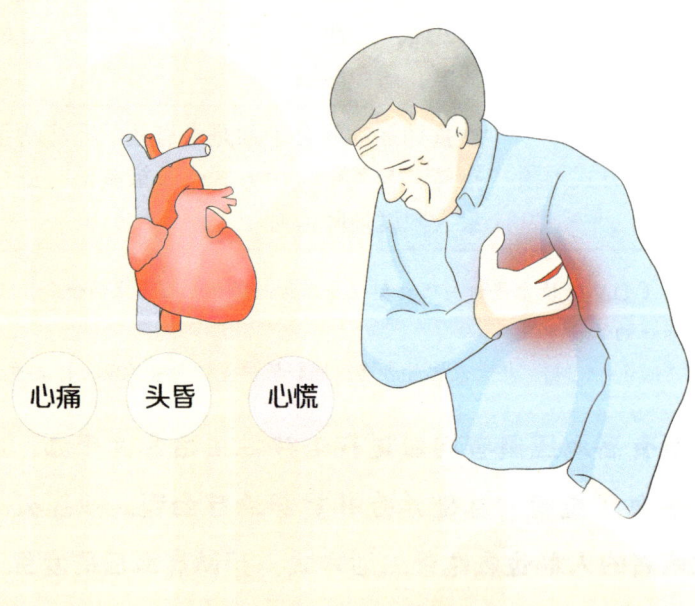

心痛　头昏　心慌

第二部分　常见疾病的科普和保健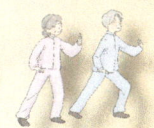

9. 如何预防心脏病的发生？

（1）低盐饮食、低热量饮食、低脂肪饮食，多吃蔬菜、水果。

（2）适当运动、控制体重、均衡饮食，保持健康生活方式，睡眠充足，不过日夜颠倒的生活，早睡早起。

（3）定期的健康检查，配合医生检查，遵从医嘱。

（4）不抽烟、不酗酒。

（5）控制高血压、糖尿病及其他系统疾病。

（6）保持生活愉快，避免过劳及情绪紧张，保持乐观心态，保持良好的人际关系，保持心理平衡。

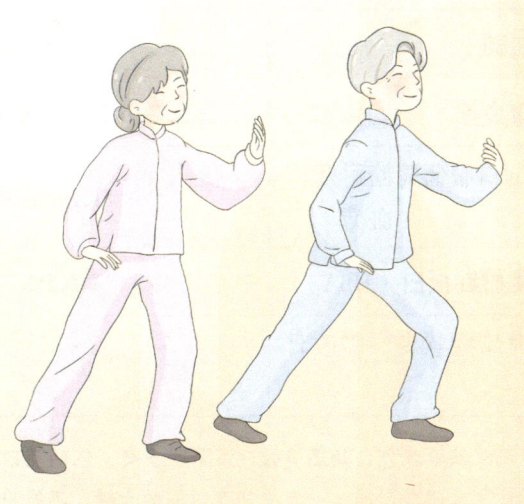

留守老人身心健康的那些事

10. 什么是糖尿病？

糖尿病是一组由多病因引起的以慢性高血糖为特征的代谢性疾病，分为1型糖尿病及2型糖尿病，老人更易患上2型糖尿病。《中国2型糖尿病防治指南（2020版）》中，糖尿病的诊断标准：典型糖尿病症状加上随机血糖11.1 mmol/L 或加上空腹血糖＞7 mmol/L，或葡萄糖负荷2 h 后＞11.1 mmol/L。详见表2-2。

表2-2 2型糖尿病诊断标准

诊断标准	静脉血浆葡萄糖或糖化血红蛋白（HbA_{1c}）水平
典型糖尿病症状	
加上随机血糖	≥11.1 mmol/L
或加上空腹血糖	≥7.0 mmol/L
或加上75 g 口服葡萄糖耐量试验（OGTT）后2 h 血糖	≥11.1 mmol/L
或加上糖化血红蛋白（HbA_{1c}）	≥6.5%
无糖尿病典型症状者，需改日复查确认	

注：典型糖尿病症状包括烦渴多饮、多尿、多食、不明原因体重下降；随机血糖指不考虑上次用餐时间，一天中任意时间的血糖，不能用来诊断空腹血糖受损或糖耐量异常；空腹状态指至少8 h 没有进食。

第二部分 常见疾病的科普和保健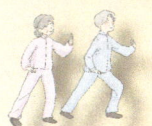

11. 糖尿病的危害有哪些?

糖尿病本身并不可怕,可怕的是其并发症带来的危害。血管病变是常见的糖尿病并发症之一,也是目前威胁糖尿病患者生命最严重的病变。血管病变非常广泛,不论大中小血管、动脉、毛细血管和静脉,均可累及,常并发许多脏器病变,特别是心血管、肾、眼底、视网膜、神经、肌肉、皮肤等的微血管病变。

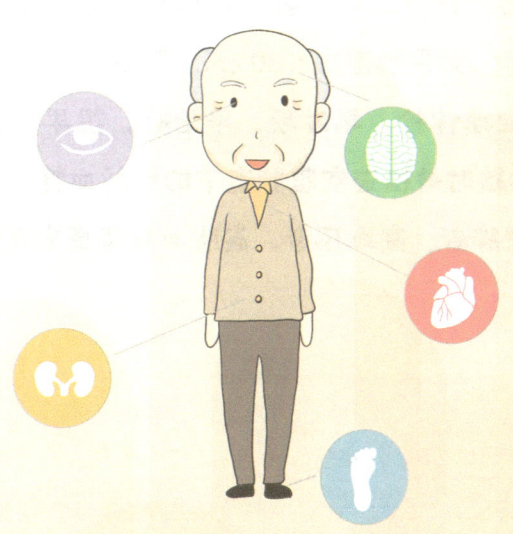

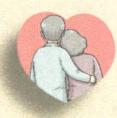

留守老人身心健康的那些事

12. 如何预防糖尿病？

（1）良好的饮食习惯。采取低盐、低糖、低脂肪摄入的多样化膳食方案，以谷类食物为主，减少红肉、加工食品、含糖饮料及淀粉含量高的食物的摄入。

（2）定期运动。建议每天运动30 min，每周累计150 min的中等强度运动。可选择散步、慢跑、骑自行车、游泳等有氧运动，偶尔增加一些肌肉训练，以提升血糖的调节能力。

（3）维持正常体重和腰围。确保身体质量指数在正常范围内（18.5 kg/m² < BMI < 24 kg/m²）。肥胖（BMI ≥ 28 kg/m²）是产生胰岛素抵抗、导致糖尿病的一大危险因素，尤其注意腹型肥胖，女性腰围应 < 80 cm，男性 < 90 cm。

（4）定期体检。早发现，早治疗，提早干预。每年体检1次，体检时需检查空腹状态下的静脉血糖。有糖尿病家族史者、肥胖者、高血压者、高脂血症者更应及时排查。

第二部分　常见疾病的科普和保健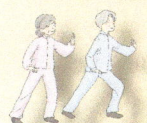

13. 什么是高脂血症?

高脂血症是指血液中的脂质水平过高,会导致动脉粥样硬化性心血管疾病等,同时增加患肿瘤的风险。高脂血症可以分为4种类型:

(1)高胆固醇血症:总胆固醇水平高于5.7 mmol/L。

(2)高甘油三酯血症:甘油三酯水平高于1.7 mmol/L。

(3)混合型高脂血症:甘油三酯水平高于1.7 mmol/L、低密度脂蛋白胆固醇水平高于3.37 mmol/L。

(4)低高密度脂蛋白胆固醇血症:高密度脂蛋白胆固醇低于1.04 mmol/L。

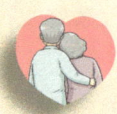

留守老人身心健康的那些事

14. 高脂血症的症状有哪些？

高脂血症通常表现为头晕、神疲乏力、失眠健忘、肢体麻木、胸闷、心悸等，常常伴随着体重超重。严重的患者会有口角歪斜、不能说话，最终还会引发冠心病、脑血管疾病等严重疾病。

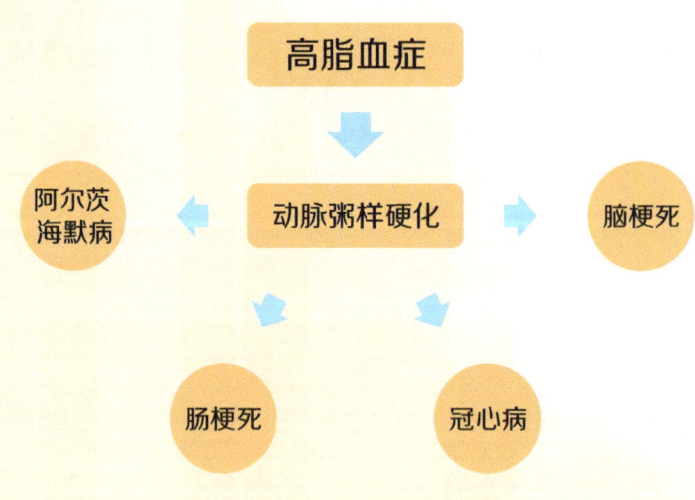

第二部分　常见疾病的科普和保健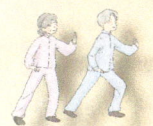

15. 如何预防高脂血症？

　　饮食治疗和改善生活方式是治疗血脂异常的基础措施。无论是否进行药物调脂治疗，都必须坚持控制饮食和改善生活方式。

　　对于控制饮食方面，可以概括为"三高五低"。三高：高蛋白质、高纤维素、高新鲜度。五低：低脂肪、低胆固醇、低热量、低盐、低糖。此外，对刺激性食物如辣椒、胡椒等也要少吃。

　　在生活方式方面，要做到作息规律，早睡早起，戒烟戒酒，戒骄戒躁，积极乐观；适量运动，"迈开腿"才是健康生活的开始。有氧运动可以降低血脂中的有害成分，提高有益成分，力量训练同样也能改善血脂组成成分，所以要将有氧运动与无氧运动相结合。

控制饮食

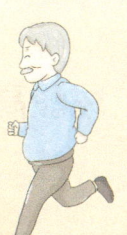
适量运动

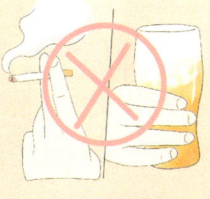
戒烟戒酒

留守老人身心健康的那些事

16. 什么是高尿酸血症？

高尿酸血症是嘌呤代谢紊乱引起的代谢异常综合征。《高尿酸血症/痛风患者实践指南（2020 版）》的标准是：高尿酸血症是指正常饮食状态下，不同时间 2 次检测空腹血尿酸水平男性 > 420 μmol/L（7 mg/dL），女性 > 360 mmol/L（6 mg/dL）。

17. 高尿酸血症的危害有哪些？

尿酸是人体嘌呤代谢的终产物，尿酸水平的异常会对很多器官功能造成影响，容易引发高血压、糖尿病等。

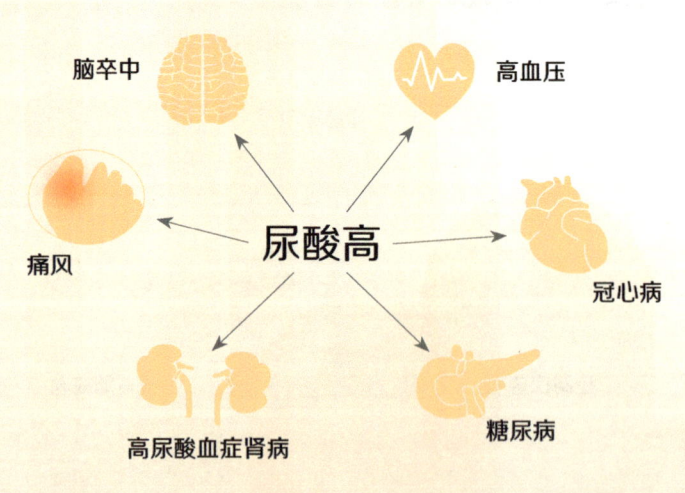

第二部分　常见疾病的科普和保健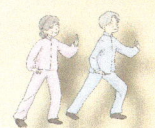

18. 如何防治高尿酸血症？

高尿酸血症同高血压、糖尿病、高脂血症一样，一经发现，就要积极治疗。最主要的是饮食均衡，提倡低嘌呤、低脂肪和低盐饮食。谨记"管住嘴，迈开腿，定期验"。

合理饮食+适量运动

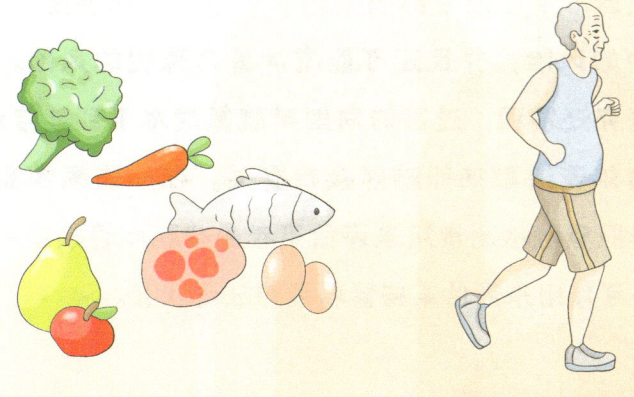

留守老人身心健康的那些事

19. 什么是高同型半胱氨酸血症?

高同型半胱氨酸血症是指在空腹状态下,血浆中的同型半胱氨酸水平在多种作用下升高,即空腹血浆中同型半胱氨酸水平超过 15 μmol/L 时可定义为高同型半胱氨酸血症。

20. 高同型半胱氨酸血症的危害有哪些?

当人体血液中同型半胱氨酸含量增多时,通常意味着存在异常情况,可能会产生一些不良的作用,过高的同型半胱氨酸水平可能会影响心脑血管系统,增加患心脏病和脑卒中的风险,并且还可能增加骨质疏松的风险。同时,某些研究还发现,过高的同型半胱氨酸水平可能与认知障碍和阿尔茨海默病等脑部疾病有关。在一些医学实践中,同型半胱氨酸检测常用来评估患者患心脑血管疾病的风险,此外还可以用来评估某些营养素的缺乏状况。

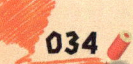

第二部分 常见疾病的科普和保健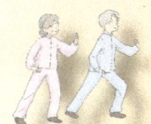

21. 如何防治同型半胱氨酸升高?

（1）改善生活方式。多食用新鲜蔬菜、水果，戒烟戒酒，合理饮食，增加运动量。

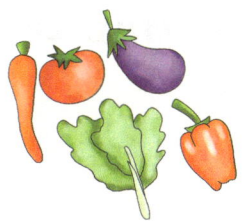 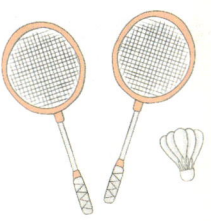 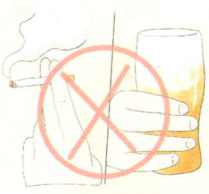

多食用蔬菜　　　　参加体育运动　　　　戒烟戒酒

（2）药物协助治疗。控制血中同型半胱氨酸的药物包括叶酸、维生素 B_{12}、维生素 B_6 等。除以上治疗外，还包括中药治疗。

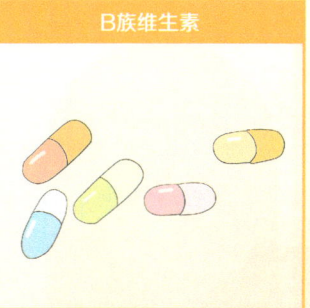 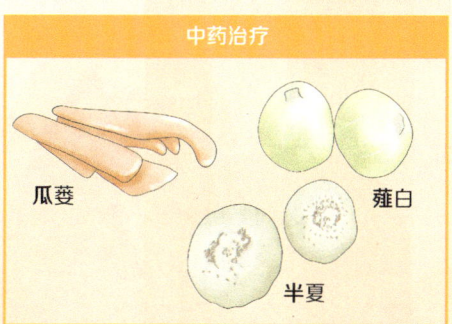

B族维生素　　　　　　中药治疗
瓜蒌　薤白　半夏

22. 什么是慢性支气管炎？

慢性支气管炎是指气管、支气管黏膜及其周围组织的慢性非特异性炎症，其典型症状有咳嗽、咳痰，或伴有喘息、气急等。每年发病持续3个月或更长时间，连续2年或2年以上发病，并排除具有咳嗽、咳痰、喘息症状的其他疾病。

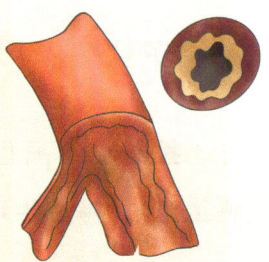

慢性支气管炎

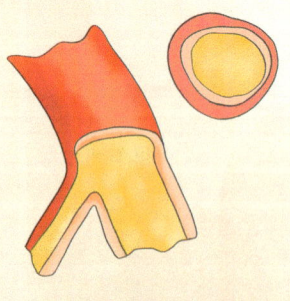

正常

第二部分　常见疾病的科普和保健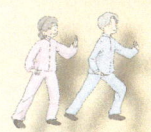

23. 慢性支气管炎的症状有哪些？

（1）咳嗽：早期咳声有力，白天多于夜间，随病情发展，咳声变重浊，痰量增多。继发肺气肿时，常伴气喘，咳嗽夜间多于白天，尤以临睡或清晨起床时更甚。

（2）咳痰：痰一般为白色黏液或浆液泡沫性，偶可带血。清晨排痰较多，起床后或体位变动可刺激排痰。

（3）喘息或气急：喘息明显者可能伴发支气管哮喘。若伴肺气肿时可表现为活动后气促。

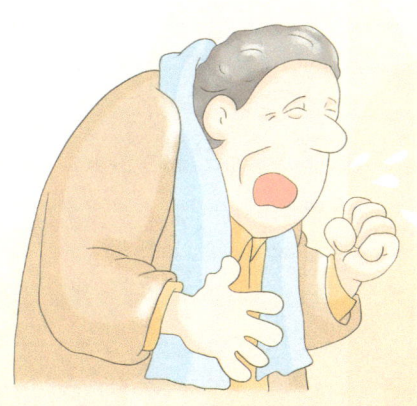

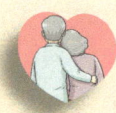

24. 如何防治慢性支气管炎？

慢性支气管炎的治疗以预防为主，治疗为辅。

（1）预防。戒烟，并避免接触二手烟；避免接触烟雾或职业性粉尘；改善室内环境卫生，避免室内空气污染，勤开窗通风；健康饮食，加强锻炼；等等。

（2）治疗。控制感染、止咳、祛痰，伴发喘息时应给予解痉平喘治疗。对于反复呼吸道感染的患者，可试用免疫调节剂或中医疗法改善症状。

第二部分　常见疾病的科普和保健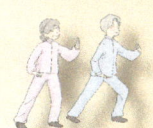

25. 什么是肺气肿？

肺气肿是指远端的气室到末端的细支气管出现异常持久的扩张，并伴有肺泡壁和细支气管的破坏而无明显的纤维化。其可分为老年性肺气肿、代偿性肺气肿、间质性肺气肿、间隔旁侧性肺气肿、灶性肺气肿、阻塞性肺气肿等。

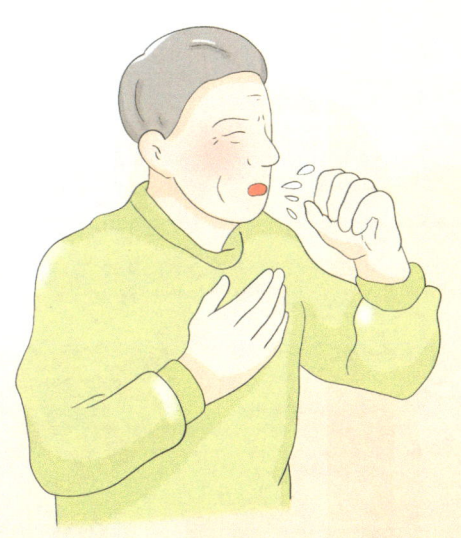

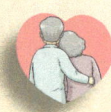

留守老人身心健康的那些事

26. 肺气肿的主要症状有哪些?

肺气肿是一种慢性呼吸系统疾病，其主要症状包括呼吸困难、气短、胸闷、咳嗽咳痰、乏力、体重减轻等。

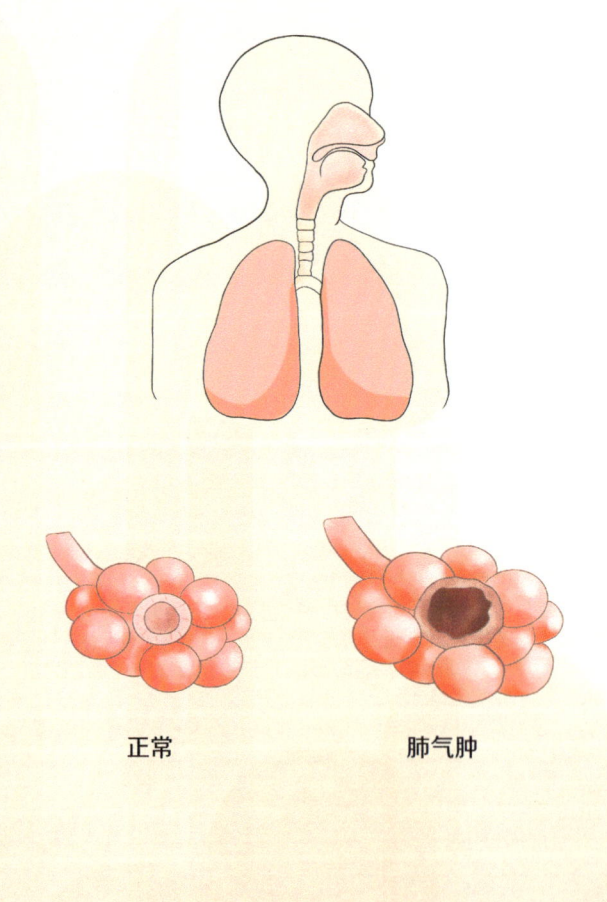

正常　　　　　肺气肿

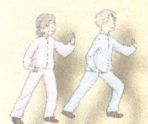

27. 如何防治肺气肿?

（1）预防。严禁吸烟，并避免被动吸烟；在天气变冷时注意保暖，避免受凉感冒，反复炎症刺激可使细支气管扩张，引发肺气肿；应做适当的体育锻炼以提高肌体的免疫力；避免吸入烟雾、粉尘和刺激性气体；等等。

（2）治疗。肺气肿的内科干预主要包括药物治疗、康复训练、运动训练及氧疗等。常见肺气肿治疗药物有支气管舒张剂、糖皮质激素、祛痰药、抗生素等。目前外科治疗方式主要包括巨大肺大疱的切除术、肺减容术及肺移植等。

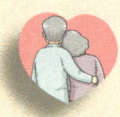

28. 什么是脑血管疾病？

脑血管疾病是脑血管病变导致脑功能障碍的一类疾病的总称。脑卒中就是我们常说的"中风"，是脑血管疾病的主要类型，包括缺血性脑卒中（脑梗死）和出血性脑卒中（脑出血），以突然发病、迅速出现局限性或弥散性脑功能缺损为共同临床特征，是一组器质性脑损伤导致的脑血管疾病。

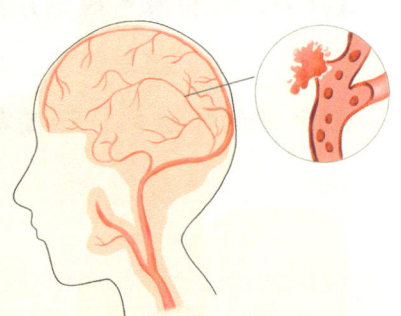

脑出血

29. 脑血管疾病的危险因素有哪些？

（1）可控制的危险因素包括疾病因素和生活因素。疾病因素如高血压、糖尿病、颈动脉狭窄等。生活因素如长期熬夜、吸烟、酗酒、肥胖、体力活动不足等。

（2）不可控制的危险因素，如年龄、性别、种族、遗传因素等。

第二部分　常见疾病的科普和保健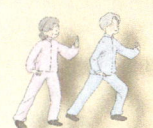

30. 脑血管疾病常见症状有哪些？

（1）眩晕、呕吐、剧烈头痛。

（2）运动障碍：一侧肢体瘫痪、平衡障碍等。

（3）感觉障碍：口周、面部、手脚麻木等。

（4）意识障碍：昏迷、嗜睡等。

（5）记忆障碍。

如果发现以上这些症状，需立即前往医院就诊。

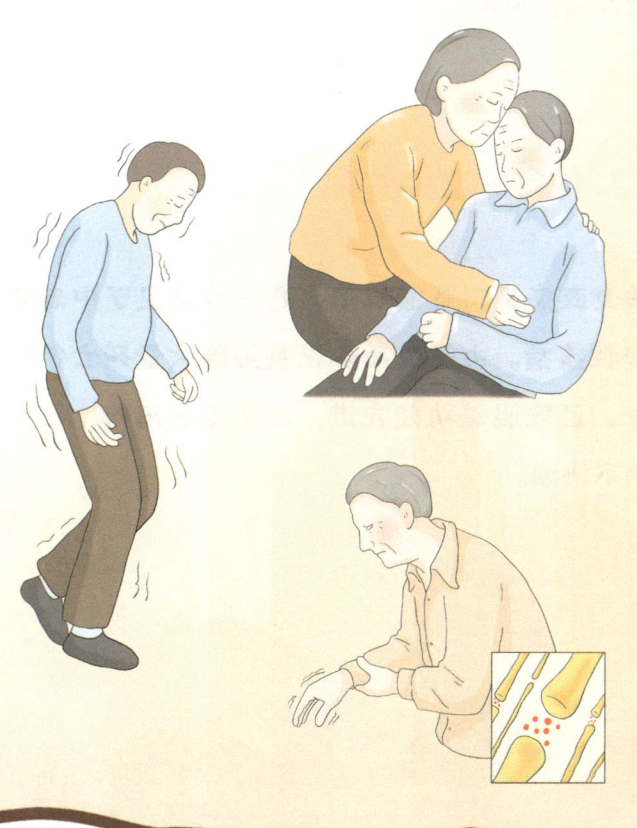

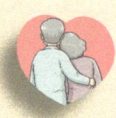

留守老人身心健康的那些事

31. 如何防治脑血管疾病?

脑血管疾病的治疗以挽救生命、降低致残率、预防复发和提高生活质量为原则。应该积极及早地控制可预防的危险因素，减少脑血管疾病的发生或复发。脑卒中属于急症，患者发病后是否及时送医就诊并获得早期的诊断和治疗是决定能否达到最佳救治效果的关键。建议出现脑血管疾病的常见症状后及时就医，明确病情，尽早治疗，避免错过最佳治疗时间。

32. 什么是帕金森病?

帕金森病又叫震颤麻痹，是一种常见于中老年的神经系统变性疾病。由于黑质多巴胺细胞大量死亡使多巴胺合成减少，乙酰胆碱功能亢进，出现震颤麻痹，导致多动或者运动不协调。

第二部分 常见疾病的科普和保健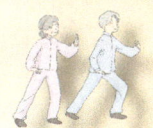

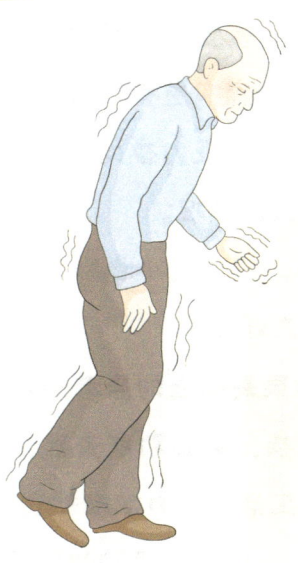

33. 帕金森病的症状有哪些？

（1）"抖"。颤抖，手、腿不自觉的抖动，多为静止性震颤，也就是患者坐着休息时手抖明显，干活时手抖症状会明显减轻，睡觉时手抖的症状会消失。典型表现为拇指和食指"搓丸样"或"点钞样"动作，通常一侧肢体先起病，紧张或激动时会加重。

（2）"僵"。常感觉肢体僵硬、肌肉发紧、不灵活，面部表情也僵硬，说话时语速变慢，动作反应变慢，如扣纽扣和系鞋带困难，走路时步子变小和变慢，肢体协同摆臂减少，等等。

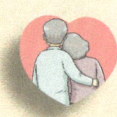

留守老人身心健康的那些事

（3）嗅觉减退。嗅觉减退是帕金森病患者早期的典型症状，约90%的帕金森病患者早期会出现嗅觉减退。

（4）睡眠障碍。表现为夜间多梦，经常在睡觉时出现大喊大叫、拳打脚踢的情况。

（5）写字变小。写字变小也称为"小写征"，持续性写字，所写的字会越来越小。

（6）其他。如果是年老的患者还会有麻木疼痛、便秘、抑郁、阿尔茨海默病、胃肠功能紊乱、流口水、吞咽困难、尿频尿急、血压不正常、智力下降等表现。

如果出现以上症状，需要警惕帕金森病，建议及时就诊（神经内科），早诊断、早治疗！

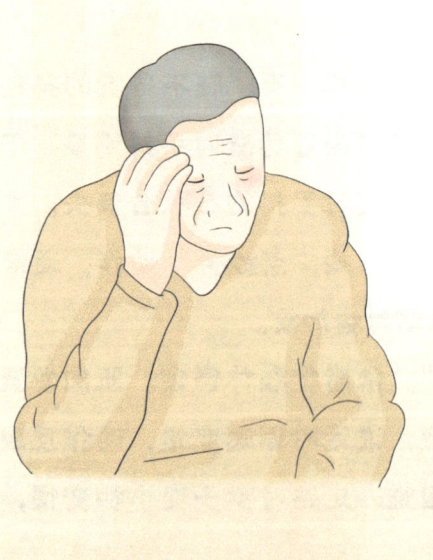

第二部分　常见疾病的科普和保健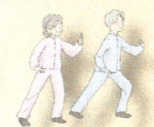

34. 如何防治帕金森病？

（1）重视老年病（高血压、高脂血症、高血糖等）的防治。

（2）远离有毒物品，避免接触有毒化学药品，如杀虫剂、除草剂、农药等。

（3）加强体育运动及脑力活动，可以延缓脑神经组织衰老。

（4）适量喝绿茶和咖啡对预防帕金森病也有一定的益处。

35. 什么是老年痴呆？

老年痴呆是老年人的脑部疾病，患者的脑细胞会急速退化，但并不是正常的衰老过程。脑部功能逐渐减退会导致智力减退，情感和性格变化，行为异常，严重影响患者的日常生活能力。

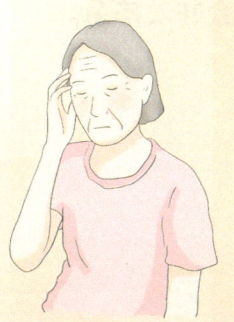

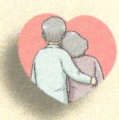

留守老人身心健康的那些事

36. 老年痴呆有哪些常见类型？

（1）阿尔茨海默病。该类型最为人们熟知，占到所有痴呆类型的 50%~70%。

（2）血管性痴呆。该类型是第二种常见的老年痴呆，占所有痴呆类型的 15%~20%，是脑血管病变或血管危险因素引起的脑损害，是大脑供血不足导致的，可能与动脉粥样硬化疾病或脑卒中有关，随着年龄的增长此类痴呆发病的风险也增加，困惑和迷失方向是其常见的早期症状。

（3）路易体痴呆。该类型占所有痴呆类型的 5%~10%，由神经细胞中的蛋白质沉积引起，和阿尔茨海默病有许多共同的症状。

（4）额颞叶痴呆。该类型是一类相对少见的痴呆，患者出现痴呆症状的年龄通常较早，年龄最小可达 45 岁。

（5）帕金森病痴呆。该类型是一种不常见的老年痴呆，占所有痴呆类型的 3.6%，是帕金森病的常见并发症，多数帕金森病晚期的患者会并发痴呆。

第二部分　常见疾病的科普和保健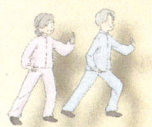

37. 什么是阿尔茨海默病？

阿尔茨海默病是最常见的老年痴呆类型，发生在老年期及老年前期，是以进行性认知功能障碍和行动损害为特征的中枢神经系统退行性病变。随着人口老龄化，阿尔茨海默病患者数量呈上升趋势。在中国，每20个65岁以上的老年人中就有1个患有阿尔茨海默病。中国目前的阿尔茨海默病患者数约1000万，居世界之首，预计到2050年，我国的阿尔茨海默病患者数将超过4000万。对于阿尔茨海默病患者的家庭来说，疾病夺走的不只是患者的记忆，还有亲情、金钱与时间。中国每年约有20.15万阿尔茨海默病老年人走失。中国每位阿尔茨海默病患者平均每年花费约12.25万元，平均每个月照护阿尔茨海默病患者的时长达266.6 h。一个阿尔茨海默病患者的家庭面临着照护成本高、心理压力大的双重压力。

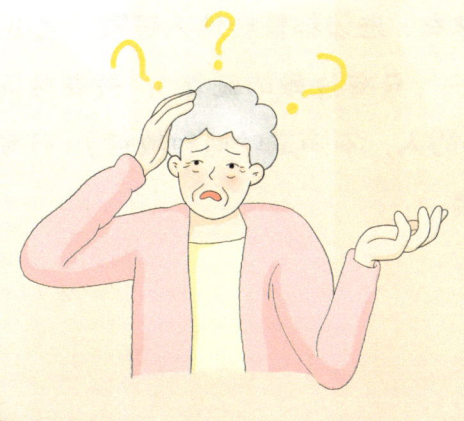

留守老人身心健康的那些事

38. 阿尔茨海默病有哪些症状？

（1）轻度阿尔茨海默病。患者表现为对近期的事明显遗忘，日常活动受到影响（如刚吃过饭就不记得，还要吃饭，做事缺乏主动性，日常家务处理时间延长，时间观念产生混淆，付款计算常出错，等等）。当出现这些症状时，需要及时就医（神经内科），抓住治疗的黄金期。这样可以尽量延缓病程发展，一方面可保证患者有一定的日常生活能力，另一方面也能大大减轻照护者的压力。

（2）中度阿尔茨海默病。患者表现为无法独立生活（如穿衣常扣错扣子，或把裤子当上衣穿）、记忆力丧失情况加重（如不记得家住哪里，很容易迷路），疑神疑鬼、焦躁不安（如怀疑有人偷东西，配偶有外遇，等等），说话越来越困难。

（3）重度阿尔茨海默病。患者表现为生活完全不能自理（吃饭、穿衣、洗澡都需要他人照顾，大小便失禁）、严重记忆力丧失（只有片段的记忆），失去时间、地点概念（不认识熟悉的人，不知道时间和地点），行动开始需要轮椅或卧床不起。

第二部分　常见疾病的科普和保健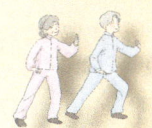

39. 如何延缓阿尔茨海默病发病?

（1）减少糖、盐、油的摄入量。

（2）积极参加体育运动。

（3）避免过度喝酒、抽烟，生活有规律。

（4）预防动脉粥样硬化、高血压和肥胖等。

（5）要吃富含胆碱、维生素 B_{12} 的食物。

（6）对事物常保持高度的兴趣及好奇心，防止记忆力减退。

（7）勤用脑，预防脑力衰退，如下棋、写日记、写信等都是有助于脑力活动的方法。

（8）保持良好的人际关系，找到自己的生存价值。

（9）保持年轻的心态、开朗的心情。

（10）经常活动手指。

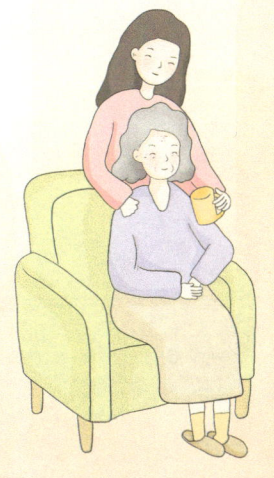

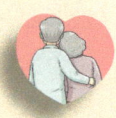

40. 什么是肺结节？

肺结节是指肺内直径≤3 cm 的类圆形或不规则形病灶，影像学表现为密度增高的阴影，可以是单发，也可以是多发，边界清晰或不清晰。一般来说，胸片不易发现肺结节，特别是单发或结节较小时，通常是通过胸部 CT 检查发现的，而且肺结节不等于肺结节病，也不等于肺癌，它可以由良性疾病引起，也可以由恶性肿瘤引起，甚至根本就不是疾病引起的，所以大家不要看到肺结节就误以为是肺癌。

总体来说临床上发现的结节还是以小结节为多，大家不要太过惊慌，先与医生沟通，如果影像诊断怀疑恶性肿瘤都会建议做进一步检查。这时候就需要重视起来配合医生积极检查。如果良性、恶性难以判断或者考虑良性可能性大，医生也会建议随诊复查。大家只需要定期复查就好。

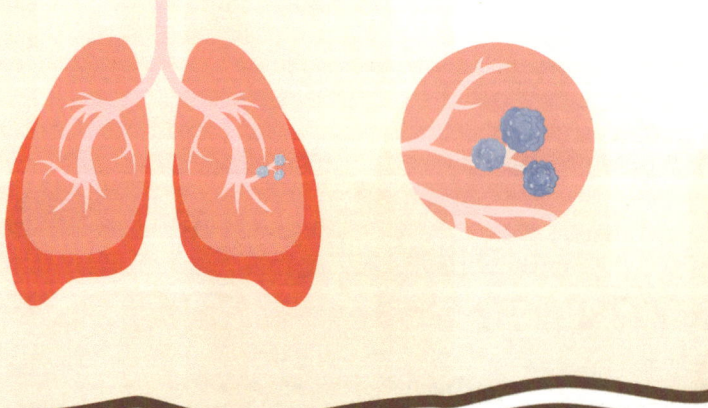

第二部分 常见疾病的科普和保健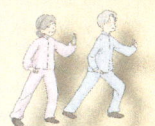

41. 什么是甲状腺结节?

甲状腺结节为常见的甲状腺疾病之一,是指甲状腺细胞异常增生后,在甲状腺组织中出现局限性肿块,以青年女性多发。甲状腺结节有良性、恶性之分,绝大部分的甲状腺结节是良性的,预后较好。在恶性甲状腺结节中,绝大部分为分化型甲状腺癌。分化型甲状腺癌分为甲状腺乳头状癌和滤泡状甲状腺癌,其恶性程度较低,侵袭性相对较小,90%以上的患者预后较好,安全。除了上述肿瘤性结节以外,甲状腺炎性结节亦不少见,其中以桥本甲状腺炎为主。

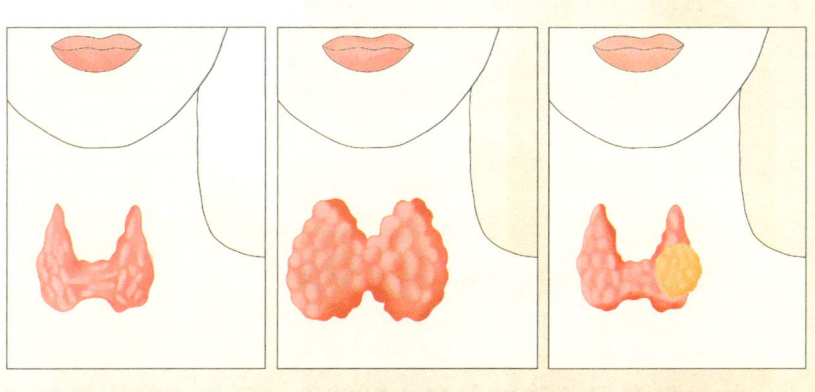

正常甲状腺　　甲状腺肿　　甲状腺结节

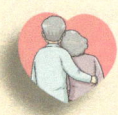

留守老人身心健康的那些事

42. 检查甲状腺的方法有哪些？

当患者出现咽喉部异物感、疼痛等症状时，应及时就医。甲状腺触诊是重要的检查手段之一，也是医生做出初步判断的依据。如果需要进一步诊断，会进行影像学检查（如甲状腺超声、放射性核素甲状腺显像等）和病理检查等。

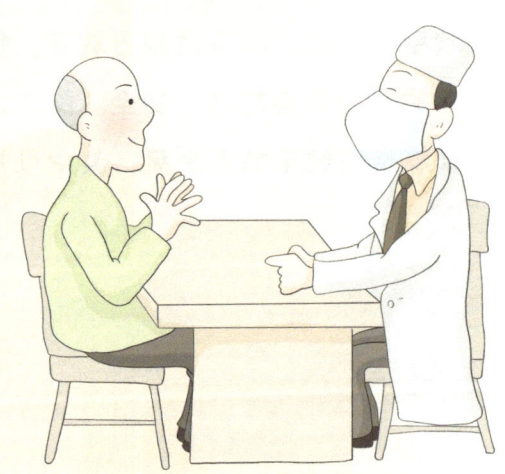

43. 发现甲状腺结节怎么办？

如果患有甲状腺结节应及时就医，医生会根据结节的大小、形态等分级，再根据甲状腺功能等因素综合判断，制订有针对性的诊疗方案。

第二部分 常见疾病的科普和保健

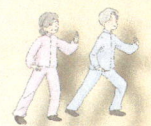

44. 甲状腺结节患者的饮食需注意什么？

甲状腺结节患者需注意含碘食物的摄入量。什么食物含碘较多呢？海产品的含碘量是比较高的，无论是功能型的甲状腺结节（甲亢），还是高功能腺瘤、桥本甲状腺炎、结节性甲状腺肿，这些疾病都需要严格忌碘，不吃海鲜，吃无碘盐。

45. 什么是囊肿？

囊肿是指内壁衬覆上皮，腔内充满液体的囊性肿物。通俗地说，囊肿就像一个充满内容物的气球，由于感染、外伤等多种原因，腺体分泌的物质排不出去，只能像气球一样"吹"起一个囊肿。目前大多数人的囊肿形成原因不明。

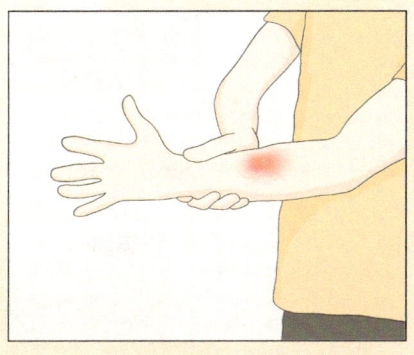

46. 囊肿常发生在什么部位?

囊肿在全身各种组织中均可以发生,包括肝、肾、卵巢、胰腺、咽喉、皮肤、腱鞘等,但是常见的还是在肝、肾、卵巢中。囊肿大小差异较大,直径可以从几毫米到十几厘米不等,有时也许更大。

47. 囊肿的危害有哪些?

一般来说小囊肿没有症状,无须特殊处理。但直径5 cm以上或者位置特殊的囊肿会因压迫导致一些症状或影响身体外观,此时应及时就医,定期复查。

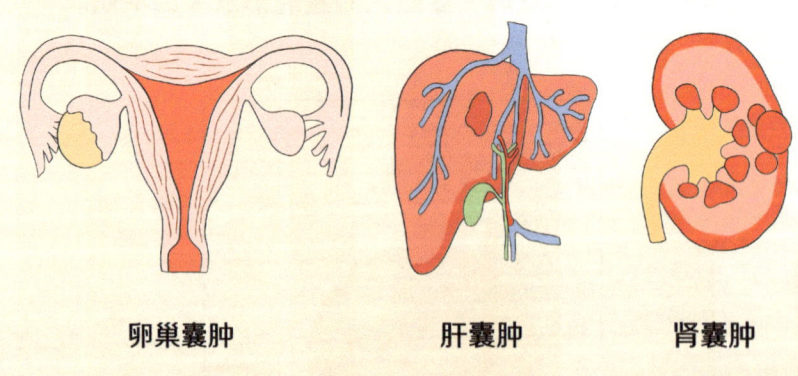

卵巢囊肿　　　　肝囊肿　　　　肾囊肿

第二部分　常见疾病的科普和保健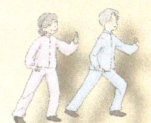

48. 什么是前列腺增生?

前列腺增生又称前列腺肥大，是由于前列腺体积增大而引起患者出现排尿异常的一种良性疾病。前列腺增生好发于中老年男性，发病率随年龄的增长而增加，尿频、排尿困难等症状常常也随年龄的增长逐渐加重。

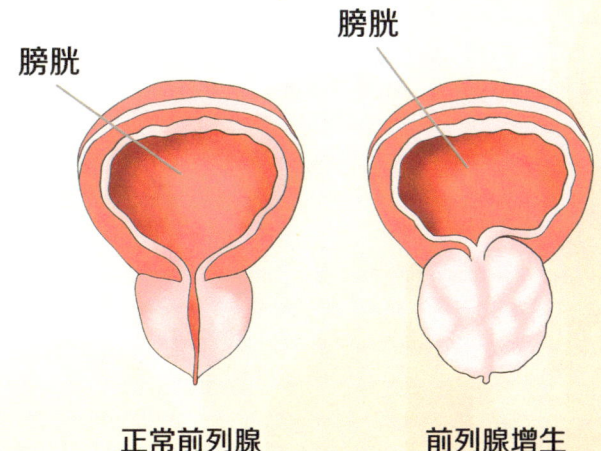

正常前列腺　　　前列腺增生

49. 前列腺增生常见的症状有哪些?

前列腺增生临床常见的症状包括尿频、进行性排尿困难、尿潴留等。

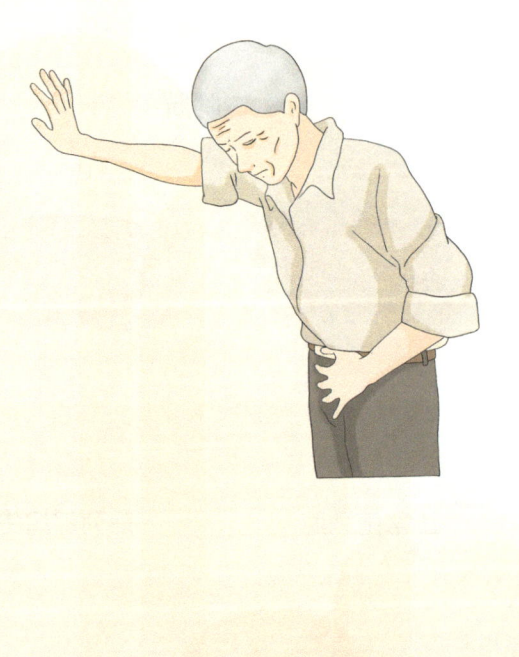

第二部分　常见疾病的科普和保健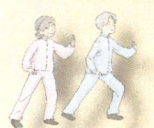

50. 如何治疗前列腺增生？

前列腺增生要根据患者的症状、梗阻程度及并发症情况选择相应的治疗方案。早期患者可通过服用药物改善症状。如果长期不治疗，随着年龄增大可能会导致血尿、膀胱结石、疝气、脱肛、肾功能不全甚至尿毒症等并发症，其中相当一部分需要外科手术。

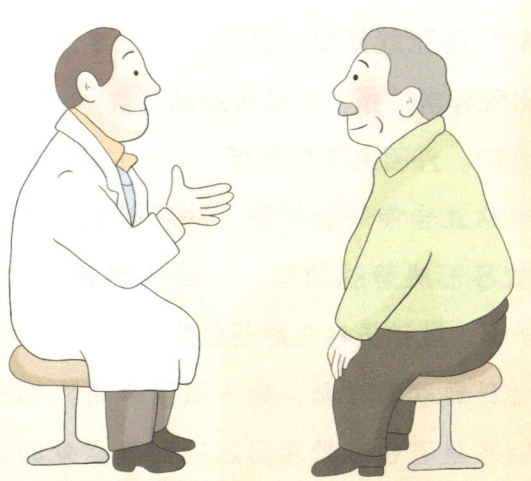

留守老人身心健康的那些事

51. 什么是下肢静脉曲张？

下肢静脉曲张也叫"蚯蚓腿"，它是下肢浅表静脉管壁及瓣膜结构或功能异常使静脉血回流不畅、静脉持续高压导致的疾病。

下肢静脉曲张的发病机制可分为内因和外因。

（1）内因。腿部的静脉中有很多"静脉瓣"，像是很多单向阀门，帮助静脉血液回流到心脏，防止血液倒流。但这些静脉瓣会因为一些原因受损，使静脉瓣关闭不严，造成血液倒流，从而导致下肢静脉血液淤滞，形成静脉曲张。因此，若是有先天性静脉壁薄弱、静脉瓣发育有问题等先天因素，静脉曲张就易发。另外，随着年纪的增长，静脉也会随之出现异常扩张，导致静脉曲张。

（2）外因。外因主要包括以下几种情况：

人长期站立会使静脉扩张，静脉瓣无法合上，血液难以回流，就易形成静脉曲张。一些需要长久站立的职业，如教师、护士、收银员易患静脉曲张。

久坐会导致盆腔充血，给下肢带来更大的压力。跷二郎腿、盘腿等坐姿也非常容易压迫到腘窝处的静脉，影响血液回流。经常保持这些坐姿的人，也易患上静脉曲张。

慢性咳嗽和便秘会无形之中增加腹腔的压力，也会影

第二部分　常见疾病的科普和保健

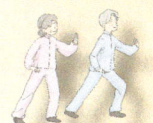

响下肢静脉回流。

　　肥胖或处在妊娠期的人由于过重的力量压在腿上，可能会造成腿部静脉回流不畅，使静脉扩张加重。

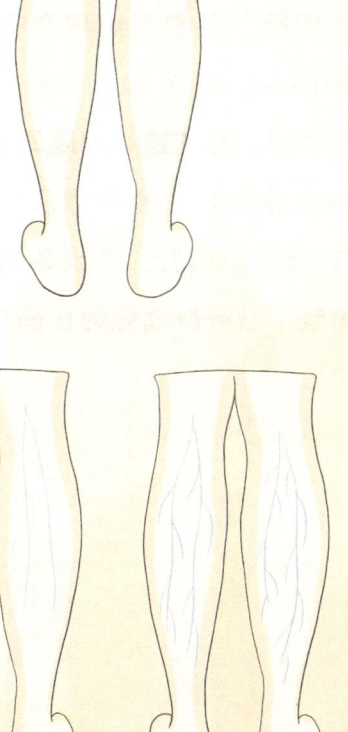

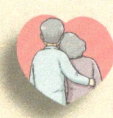

留守老人身心健康的那些事

52. 哪些人群更容易患静脉曲张？

下肢慢性静脉疾病是常见的血管疾病，发病率随着年龄的增长而增加，平均发病年龄为53.4岁，女性发病率（67.5%）高于男性。根据世界卫生组织在2016年的数据显示，我国存在1亿以上的下肢静脉曲张患者，发病率为15%左右，并且有持续上升的趋势，每年新发病率为0.5%~3.0%。

那么"蚯蚓腿"最容易出现在哪些人腿上呢？一般来说，久站久坐的人、60岁以上的老年人、肥胖者、妊娠期妇女、长期便秘者、喜欢跷二郎腿的人易患下肢静脉曲张。

下肢静脉曲张的发生也与体质和遗传有一定关系，父亲或母亲患下肢静脉曲张，子女的发病概率是普通人的2倍，而女性出现下肢静脉曲张的比例几乎是男性的2倍。

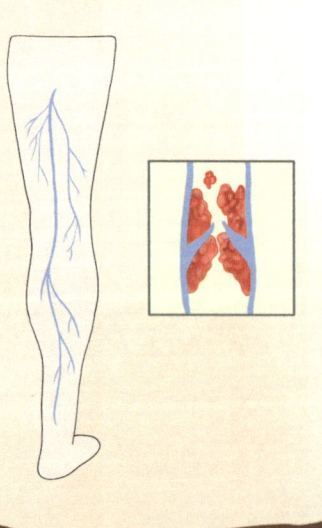

第二部分　常见疾病的科普和保健

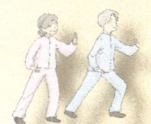

53. 下肢静脉曲张的症状有哪些?

　　下肢静脉曲张最显著的症状就是腿上有迂曲的青色静脉凸起，尤其容易发生在小腿内侧。长期的下肢静脉曲张导致血液淤滞，患者总是会觉得下肢沉重不舒服，往往这种肿胀不适在早晨会轻一些，到下午就会加重。有些患者皮肤会出现湿疹样皮炎，有些则表现为皮肤瘙痒、色素沉着发黑，磕碰后伤口不易愈合，愈合后也容易形成黑色的瘢痕。严重的静脉曲张还会出现小腿反复溃疡、出血等症状。

　　若有相关症状需及时前往医院，并对症下药。根据病情需要，患者应做下肢静脉彩超或血管造影以明确诊断。

留守老人身心健康的那些事

54. 如何预防和减少下肢静脉曲张的发生?

（1）避免久站久坐。久站久坐是诱发下肢静脉曲张最大的隐患。建议每 30 min 改变一次身体姿势，活动脚、抬腿等，舒展四肢。妊娠期妇女最好经常适当按摩腿部，帮助血液循环。

（2）避免跷二郎腿。经常跷二郎腿会导致血管受到压迫，影响动脉的正常供血、静脉血液的回流，从而使小腿胀痛。

（3）加强锻炼，注意饮食。经常散步能够增强腿部血液循环。另外，下肢静脉曲张患者须注意日常饮食，多吃水果、蔬菜、杂粮有利于促进血液循环，减轻腿部和腹部压力，可以缓解下肢静脉曲张的症状。

（4）考虑使用弹力袜。弹力袜能预防和辅助治疗下肢静脉曲张。它能替代部分小腿肌肉的作用，起到帮助静脉瓣关闭、促进血液回流的作用，防止过多的血液倒流、血液淤滞，从而降低患下肢静脉曲张的风险。

（5）注意保暖。随着天气转凉，早晚温差较大，下肢静脉曲张患者要注意保暖，避免将大腿暴露在寒冷的空气中，或者避免接触寒冷物体，减少动脉收缩及痉挛。注意：泡脚和按摩脚部能够有效预防下肢静脉曲张，改善血液循

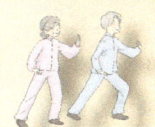

第二部分 常见疾病的科普和保健

环,缓解症状。但是对患有严重静脉曲张、静脉血栓人群则不适用。

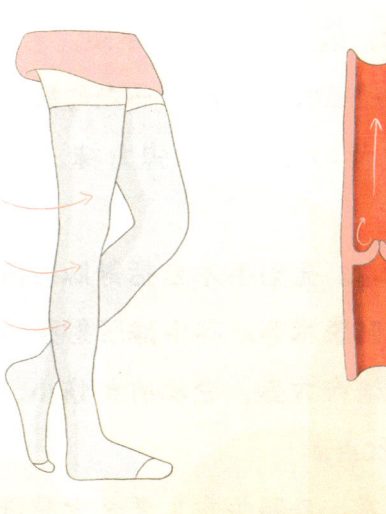

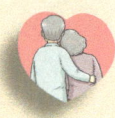

留守老人身心健康的那些事

55. 如何治疗下肢静脉曲张？

（1）压力治疗。压力治疗是治疗下肢静脉曲张非常重要的方法，贯穿于整个治疗的过程，不管是保守治疗还是手术治疗，都离不开压力治疗。压力治疗主要适用于静脉曲张早期，防止静脉曲张恶化，缓解下肢肿胀的症状。压力治疗是通过穿静脉曲张弹力袜来实现，在穿上之后，患者的腿部从下而上形成压力差，能够促进血液循环，减轻静脉曲张的症状，缓解腿部酸胀不适。对皮肤色素沉着、湿疹、瘙痒，通过压力治疗能有一定的缓解。手术后的患者也会穿一段时间的静脉曲张弹力袜，能够促进患肢的愈合。

（2）微创手术。微创手术包括静脉射频消融术、静脉硬化治疗、点式剥脱术等。其中静脉射频消融术是目前国际上推荐的首选治疗方案，它具有创伤小、出血少、恢复快、并发症少等优点。

（3）外科手术。外科手术主要是大隐静脉高位结扎剥脱手术相结合。该手术相对微创手术来说创伤大、操作烦琐、术后恢复时间长，患者术后多发疼痛及较多瘢痕。

第二部分　常见疾病的科普和保健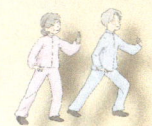

56. 下肢静脉曲张患者的预后如何？

下肢静脉曲张患者的预后情况一般都比较良好。术后患者应避免腿部过度劳累，多食蛋白质含量丰富的食物及多食水果和蔬菜，戒烟戒酒，避免食辛辣等刺激性食物，养成良好的作息规律和饮食习惯。

57. 什么是慢性胃炎？

胃炎，顾名思义是各种原因引起的胃黏膜炎症，为常见的消化系统疾病。按临床发病的缓急，胃炎一般可分为急性胃炎和慢性胃炎2大类型。日常生活中我们更为常见的是慢性胃炎。

慢性胃炎是指由多种病因引起的慢性胃黏膜炎性病变，一般可分为浅表性、萎缩性、肥厚性3种。浅表性胃炎可转变为萎缩性胃炎，且二者可同时存在。肥厚性胃炎为单独的一型，一般不演变为其他类型。

（1）浅表性胃炎：可无症状或有不规律的上腹隐痛，尤以进食油腻食物后较为明显，亦可伴有反酸、嗳气、腹胀等消化不良症状。

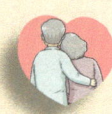

（2）萎缩性胃炎：可见上腹不适、疼痛，食欲不振，消化不良，腹泻，有时症状颇似消化性溃疡或出现体重下降，贫血，伴有舌炎、舌乳头萎缩等。

（3）肥厚性胃炎：可见上腹不适或疼痛，食欲不振，恶心，呕吐大量黏液或反酸，伴有乏力、腹泻、水肿等。

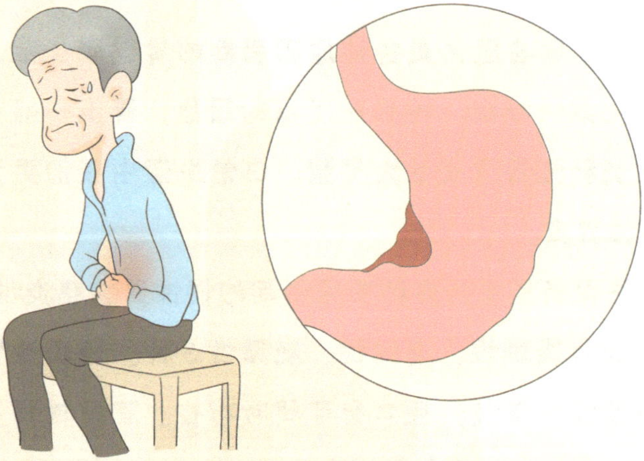

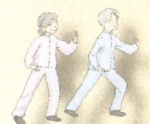

58. 为什么会得胃炎？

胃炎的病因有很多，可分为外源性和内源性。其中幽门螺杆菌（helicobacter pylori，Hp）感染是最常见的病因。此外，十二指肠-胃反流、药物和毒物、自身免疫、年龄等也会引起慢性胃炎。

80%~95% 的慢性活动性胃炎患者胃黏膜中有幽门螺杆菌感染。长期幽门螺杆菌感染所致的炎症、免疫反应可使部分患者发生胃黏膜萎缩和肠化生。

幽门螺杆菌相关性慢性胃炎有 2 种常见类型：以胃窦为主的全胃炎和以胃体为主的全胃炎。前者胃酸分泌增加，发生十二指肠溃疡的危险性增加；后者胃酸分泌减少，发生胃癌的危险性增加。因此，胃镜下诊断为慢性活动性胃炎或慢性萎缩性胃炎者，尤其是伴有消化不良等症状者，建议进行幽门螺杆菌检测。根除幽门螺杆菌可明显使慢性胃炎症状消退并显著降低胃炎的复发率。

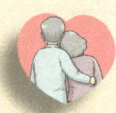
留守老人身心健康的那些事

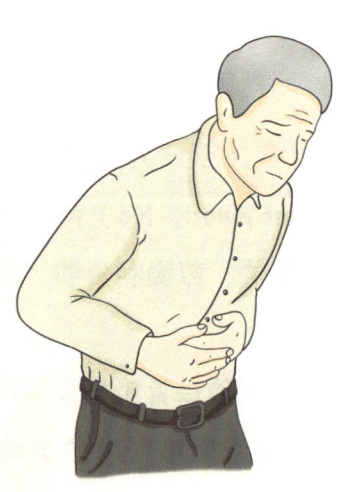

59. 如何诊断胃炎？

因多数慢性胃炎症状无特异性，相当一部分患者有幽门螺杆菌感染而无症状，一般来说，慢性胃炎的诊断主要依靠胃镜和活检组织检查，后者对判断胃炎的严重程度和排除恶性病变有很大作用。

第二部分 常见疾病的科普和保健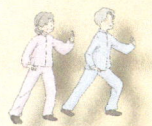

60. 如何治疗胃炎?

如果患有胃炎，一定要去医院接受正规治疗，不能自行服用胃药，甚至不予以重视。慢性胃炎的治疗目的是缓解症状和改善胃黏膜组织，医生会根据病因、临床症状、病理改变等给予个体化的治疗方案。

（1）一般治疗。幽门螺杆菌主要在家庭内传播，最好进行分餐制，减少感染幽门螺杆菌的概率。食物应多样化，注意补充多种营养物质。避免吃辛辣食物及大量饮酒、长期吸烟。少吃熏制、腌制的食物，多吃新鲜食物。

（2）药物治疗。首先需要根除幽门螺杆菌，由于幽门螺杆菌感染是导致慢性胃炎的常见因素，是肠胃肿瘤发生的危险因素，因此根治幽门螺杆菌非常重要。其次，可根据患者的症状酌情予以护胃等药物。

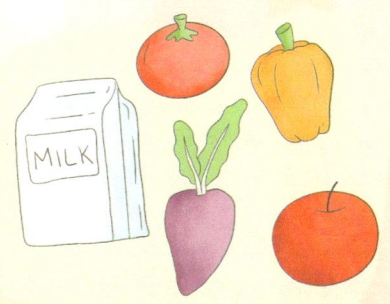

食物应多样化

留守老人身心健康的那些事

61. 如何预防胃炎?

慢性胃炎是可以预防的,良好的生活习惯是预防的关键。

(1)保持口腔清洁,避免咽、喉、口腔病灶细菌或病毒侵入胃内,引起细菌或病毒的感染,尤其是避免幽门螺杆菌的感染,提倡分餐。

(2)不过量饮用烈性酒、浓茶、浓咖啡;少吃腌制食品及过烫、过硬、粗糙的食物;不过度吸烟;服用对胃有刺激性的药物如阿司匹林等非甾体抗炎药时,需餐后服用,以减少药物对胃的刺激。

(3)注意饮食中的营养,摄入足够的蛋白质和维生素。

(4)保持精神愉快。精神抑郁或过度紧张和疲劳,容易造成幽门括约肌功能紊乱,从而使胆汁反流引起慢性胃炎。

(5)避免食用过酸、过辣及生冷不易消化的食物。吃饭时要细嚼慢咽,使食物充分与唾液混合,这样有利于消化吸收。

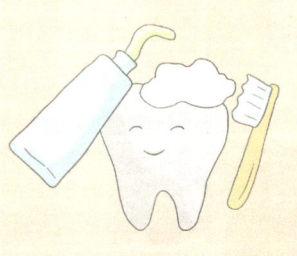

口腔清洁

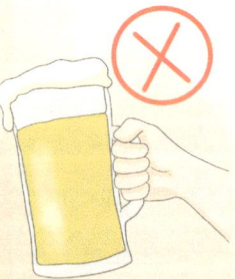

不过量饮酒

第二部分 常见疾病的科普和保健

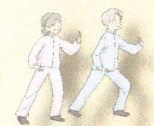

62. 什么是胆结石？

胆结石是指胆道系统，包括胆囊和胆管的任何部位发生结石的疾病。按结石发生的部位，胆结石可分为胆囊结石、肝外胆管结石和肝内胆管结石，或上述多部位并发。

63. 怎样的饮食会引起胆结石？

（1）饮食不规律。饮食不规律包括不吃早餐，夜晚吃得很多，吃得很油腻，或者饿一餐饱一餐。上述情况易导致消化液分泌紊乱，同时也会让胆汁的制造和分泌节律失调，从而增加患胆结石的风险。另外值得一提的是，空腹时间过长，即两餐之间经常相隔时间大于12 h以上的人，胆结石的发病率也会增高。这是因为没有食物消化导致胆汁长时间储存在胆囊内，形成淤积，胆汁过度浓缩后就会生成胆结石。

（2）不良的饮食习惯。不良的饮食习惯是导致胆结石的一个重要因素，特别是日常爱吃高脂肪、高胆固醇、高蛋白食物，爱吃甜食、精白米面，盐还摄入过多的人很容易患上胆结石。因为这样的饮食习惯很大程度会刺

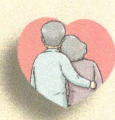

激身体胆固醇合成过多，而胆结石本就是胆固醇类物质形成的结石。

另外，有些人可能自我感觉饮食还算清淡，但是主食吃得多，爱吃甜食，这样的饮食习惯不仅容易让人发胖，而且在一定程度上也会增加患胆结石的风险。

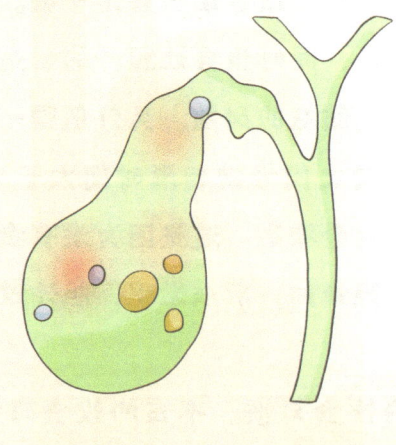

第二部分　常见疾病的科普和保健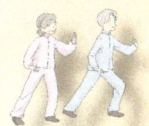

64. 防治胆结石要注意什么？

（1）多喝水。这里所谓的多喝水，指的是多喝白开水或者是淡茶。多喝水就是为了预防胆汁的过度浓缩。避免喝一些甜饮料。因为甜饮料会使身体甘油三酯和低密度脂蛋白水平上升，会导致肥胖，不利于预防胆结石。

（2）三餐规律。三餐规律指起居规律，按时吃饭，不吃油腻夜宵。晚上实在需要增加夜宵，宜选择较为清淡的食物。另外，两餐间隔时间不宜太长。如果晚上吃了油腻夜宵，导致早上起来不想吃早饭也是不行的，因为夜间分泌的大量胆汁淤积在胆囊里，不吃早餐的话，胆汁会淤积在胆囊里直到吃下一顿饭的时候。

（3）饮食"三低"。三低指的是低脂肪、低糖、低盐，特别是脂肪，每日脂肪摄入量应在 40～50 g，油炸油煎食物不要吃，烹调多以蒸、炖、煮、凉拌等为主。不过也不要完全抵制任何油脂，因为油脂摄入太少也会影响人体必需脂肪酸和脂溶性维生素的摄入。另外，每天可多摄入点水果、蔬菜，足够的膳食纤维是有利于防控胆结石的，但一次不要摄入过多，避免肠道产气，引起胆囊收缩。

（4）加强运动。对于体脂率过高，肥胖或者腰围过大的胆结石患者，首要任务就是减肥。不过不要求快速减肥，快速减肥反而会不利于胆结石的防控。运动量可逐渐增大，

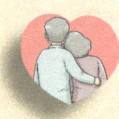

留守老人身心健康的那些事

但不能剧烈运动。特别是本来就没有运动基础的胆结石患者，建议从走路开始，然后再逐渐加量。

（5）主食的一半换成全谷物杂粮。胆囊疾病患者适合较多碳水化合物、较少脂肪的饮食。需要注意的是要少吃精米、白面等淀粉类主食，它们会对血糖产生影响，不仅容易诱发胆结石形成，而且还不利于患者减重。所以把主食的一半换成全谷物杂粮，既能保证能量的供应，又能减少血糖的波动。

（6）摄入优质蛋白质。胆结石患者可能会听说饮食要避免高蛋白的摄入。虽然蛋白质会刺激缩胆囊素，但是身体如果没有足够的优质蛋白质，对于后期身体恢复也是不利的。所以建议选择像鱼、低脂奶类、豆制品等优质蛋白质。

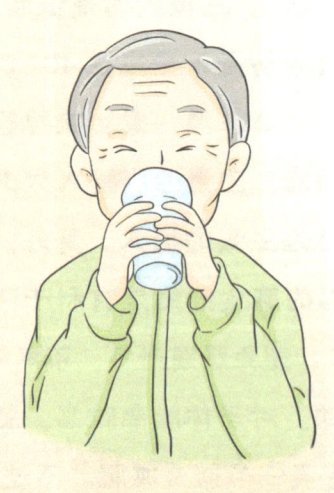

第二部分　常见疾病的科普和保健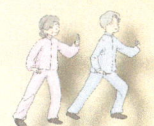

65. 什么是肾结石？

泌尿系统结石，是指发生在泌尿系统各个器官的结石，主要包括肾结石和输尿管结石（上尿路结石）、膀胱结石及尿道结石（下尿路结石）等。肾结石和输尿管结石最为常见，而输尿管结石大多数是肾结石移动至输尿管所致。肾结石的病因较为复杂，多因素导致尿液中产生过多的矿物质及代谢性产物，如钙、草酸、尿酸等，从而形成过多晶体，而人体中水分减少或缺少抑制结石的物质，使晶体增多、积聚，最终导致结石的发生。

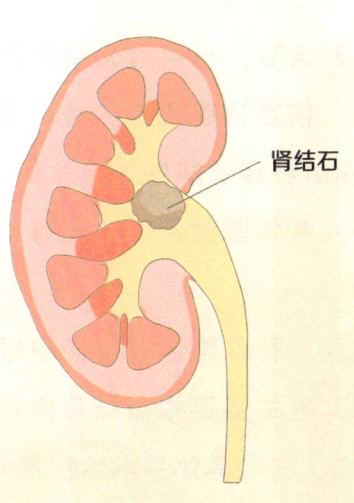

肾结石

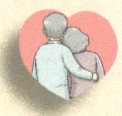

留守老人身心健康的那些事

66. 如何治疗肾结石？

治疗肾结石主要根据肾结石大小、位置、数目，有无感染、梗阻，肾功能是否损害，以及患者身体情况来决定具体治疗方法，包括非手术治疗和手术治疗。

（1）非手术治疗。调整饮食结构和饮水习惯。24 h 内尿量维持 2000 mL 以上；控制体重指数低于 25 kg/m^2；高尿钙患者限制盐的摄入；少食富含草酸的食物；适当运动；胱氨酸结石的患者，则口服枸橼酸钾，维持尿液 pH 值在 7.5 以上。

（2）手术治疗。输尿管软镜碎石术是利用一条直径 3 mm 左右细镜，经尿道进入膀胱后，插入到输尿管内，并上行到肾内，找到结石，利用激光将肾结石击碎的微创手术，具有损伤少、恢复快等优点。经皮肾镜碎石术是利用 B 超定位，引导穿刺针经腰部皮肤进入肾，建立从皮肤到肾的操作通道，置入手术器械和碎石设备，将肾结石击碎的微创手术。

需要注意的是，患者是否合适行输尿管软镜碎石术或经皮肾镜碎石术，医生需要根据结石大小、位置、患者身体情况等综合考虑，决定具体手术治疗方案。

第二部分　常见疾病的科普和保健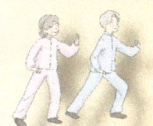

67. 什么是功能性消化不良?

功能性消化不良是消化科最常见的一种非器质性胃肠病，百姓口中所说"消化不良"多指此病，其可占消化科门诊人数的40%~50%。临床表现为进餐后不久即出现饱腹感、上腹胀痛、烧灼感，通常还伴有打嗝、反酸等症状，而部分患者还可能存在焦虑及抑郁的表现。

68. 如何预防功能性消化不良?

（1）保证充足的睡眠。
（2）减轻精神压力，保持心情舒畅。
（3）适当增加体育锻炼。
（4）合理饮食，避免食用辛辣刺激或不易消化的食物。
（5）避免服用损伤胃黏膜的药物。

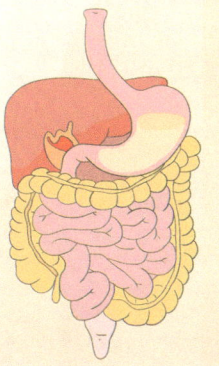

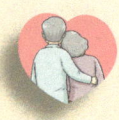

留守老人身心健康的那些事

69. 什么是便秘?

便秘是指粪便在肠内滞留过久、秘结不通,排便周期延长,或周期不长,但粪质干结,排出艰难,或粪质不硬,但便而不畅的疾病。病程超过 6 个月的,为慢性便秘。慢性便秘主要表现为大便量少、质硬,排出困难;排便时间长（30 min 以上）,或每日排便多次,但排出困难。粪便硬如羊粪状,伴腹胀、食欲减退;在不使用泻药的情况下,7 d 内自发性排便不超过 2 次或长期无便意。

需要注意的是,当老年人觉得自己排便有问题时,还要检查一下是不是有以下症状：排便习惯在短时间内出现较大的改变,如突然出现排便困难、便秘等,大便带血,排便前后肚子疼比较明显,不明原因的体重下降。出现这些情况时一定要及时就医,排除一下是不是有肿瘤等。

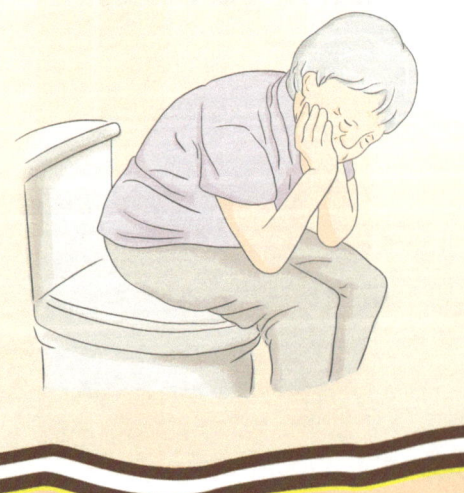

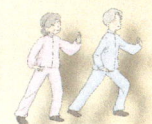

70. 人们常说的一些缓解便秘的方法真的有用吗？

（1）服用泻药。服用泻药只能暂时辅助排便，不能恢复正常的排便功能，属于"治标不治本"。长期使用泻药危害不小：损伤肠壁神经细胞，不仅会加重便秘，还会引起大肠黏膜黑变病，甚至可能诱发肠道肿瘤；刺激肠黏膜，造成肠功能紊乱，导致腹痛等症状；引起肠道平滑肌萎缩，影响肠道蠕动；易产生耐药性，形成对泻药的依赖；等等。所以一定要在医生指导下，改变饮食和排便习惯，规范使用泻药，不可私自滥用泻药。

（2）使用开塞露。开塞露的有效成分是甘油，属于刺激性栓剂。主要通过肛门插入给药，药物润滑肠道且刺激肠道来增加排便反射。从短期来说，可以在医生的指导下使用开塞露来缓解便秘的症状，但只能作为救急使用。经常使用会扰乱结肠正常功能，还会产生依赖。

（3）关于多吃香蕉的说法。香蕉对缓解便秘的效果有限，它的膳食纤维含量并不算很高，每 100 g 香蕉中的膳食纤维大约只有 2.6 g。香蕉中鞣酸含量比较高，反而容易引起便秘。与其靠吃香蕉来缓解便秘，不如多吃些燕麦、豆类、芹菜、竹笋、苹果等富含膳食纤维的食物。

（4）关于多喝酸奶的说法。很多人喝酸奶是冲着酸奶

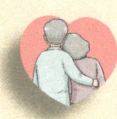

里的益生菌去的，市面上销售的酸奶由于运输、储藏等各种原因，活性益生菌含量可能已经微乎其微了，并不能指望它还能通便。在改善便秘方面，无论是短期还是长期，效果都不太明显。

（5）灌肠。有一小部分人认为自己的肠胃必须随时放空，才能不长胖、不堆积"毒素"，所以，尝试使用灌肠的方法来定期清空肠道，或是服用做肠镜检查前需要喝的清肠药物，让自己的肠道清空。事实上，灌肠本身属于一种医疗行为，一般用于肠镜检查中，并没有所谓的排毒、减肥等功效。关键是如果经常洗肠，不仅容易导致电解质紊乱、肠道内菌群紊乱，还可能造成肠道损伤、穿孔等。

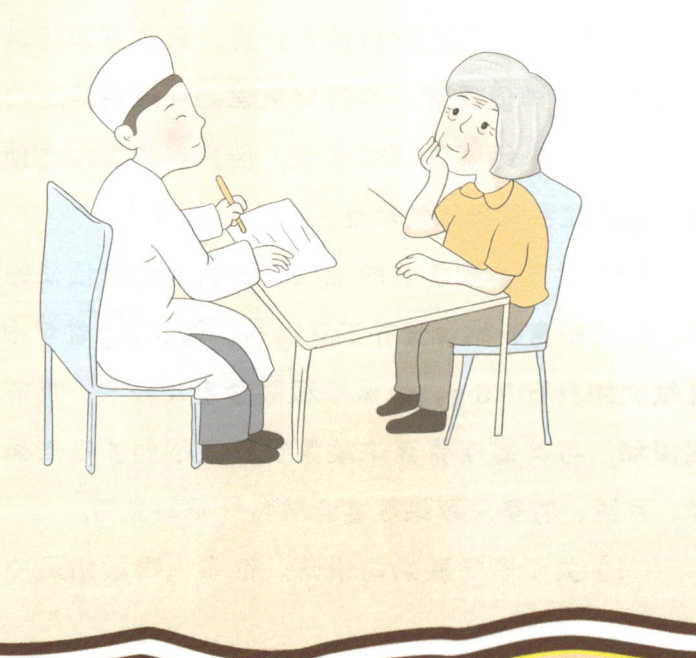

第二部分　常见疾病的科普和保健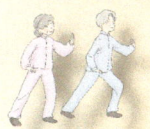

71. 总是便秘怎么办？

（1）建立良好的排便习惯。建议在晨起或餐后 2 h 内尝试排便，每次时间不宜超过 10 min。最好在家中如厕，排便时可集中注意力，避免其他因素的干扰，养成良好的排便习惯。

（2）多补充膳食纤维。膳食纤维可以促进排便，所以应该多吃新鲜的绿叶蔬菜和膳食纤维含量高的水果。一般建议便秘的人每天要吃够 20~35 g 的膳食纤维。

（3）多饮水，适量运动。每天摄入 2 L 水会增强膳食纤维的通便作用，因此多项缓解便秘指南推荐每天饮水量为 1.5~2.0 L。规律的运动可缩短肠道废物传输时间，利于通便。还可以进行中低等强度的运动，比如快走、慢跑等。

（4）推荐采取蹲便排便。有研究证实，蹲便比坐便更利于排便。采取蹲便的姿势，肛门周围的肌肉会更放松，可以缓解大便梗阻的现象，而且下蹲的姿势可以使腹压增大，有助于顺畅排便。如果家中的卫生间是坐便，可以在脚下垫一个小凳，坐在马桶上挺直后背，身体前倾，双肘靠膝，以这个姿势来排便同样可以达到蹲便排便的效果。

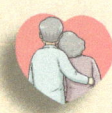
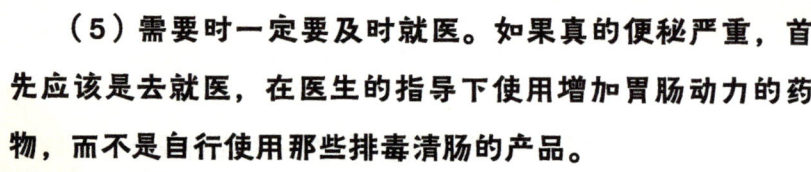

（5）需要时一定要及时就医。如果真的便秘严重，首先应该是去就医，在医生的指导下使用增加胃肠动力的药物，而不是自行使用那些排毒清肠的产品。

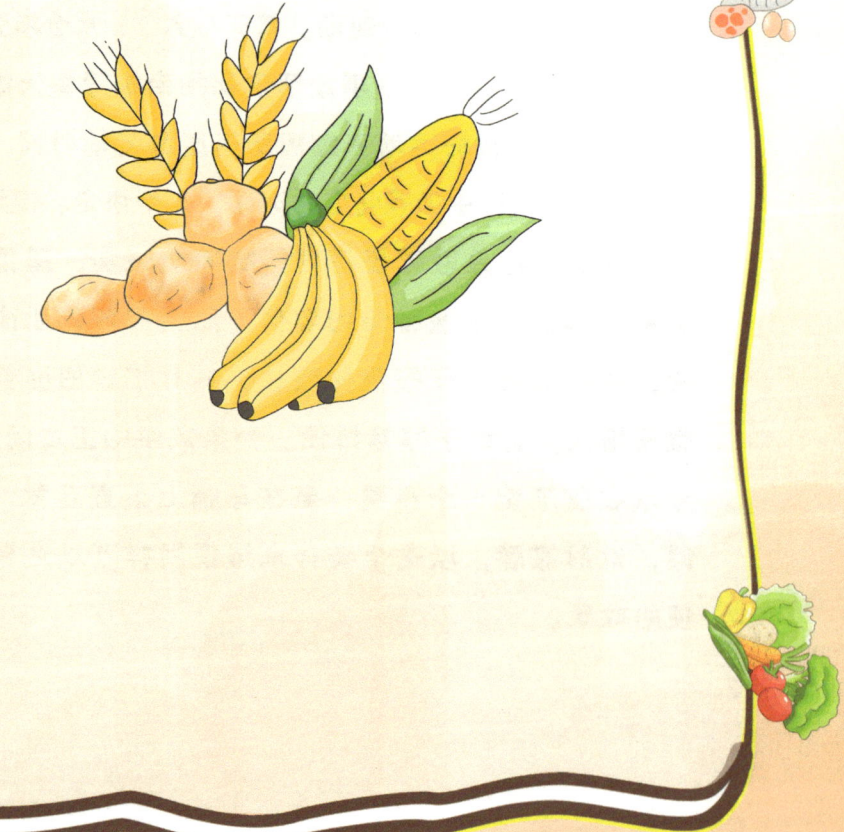

第二部分　常见疾病的科普和保健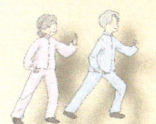

72. 什么是癌症？

癌症指所有的恶性肿瘤，是一种对人体生命健康危害极大的恶性病变。在医学上，癌是指起源于上皮组织的恶性肿瘤。恶性肿瘤与良性肿瘤相比，具有生长迅速、侵袭性强的特点。

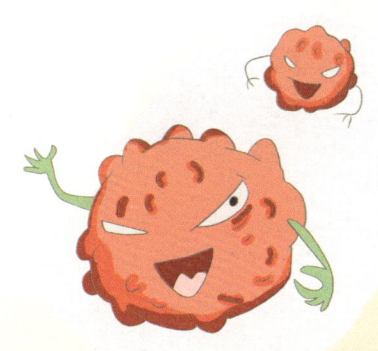

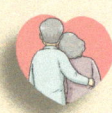

留守老人身心健康的那些事

73. 什么是关节炎？

关节炎是指由炎症、感染、创伤或其他因素引起的关节炎性病变。关节炎可包括骨关节炎、类风湿性关节炎、感染性关节炎、痛风性关节炎、幼年特发性关节炎等。

第二部分 常见疾病的科普和保健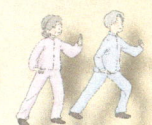

74. 关节炎的症状有哪些?

关节炎常表现为关节的红、肿、热、痛和功能障碍。严重的可致残,影响患者的生活质量。

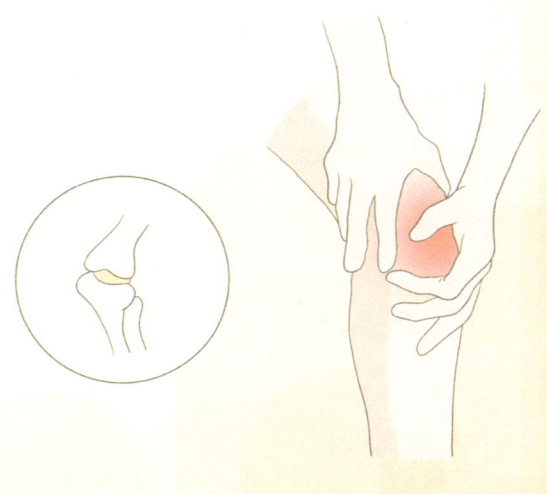

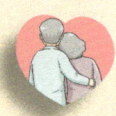

留守老人身心健康的那些事

75. 关节炎的预防措施有哪些？

潮湿的环境有助于某些病原菌生长，因此，平时应注意卫生，保持居室通风和空气良好，注意防潮、保暖，避免病原菌尤其是链球菌的传播。

营养缺乏可能导致关节炎加重，而营养过剩、肥胖则可诱发或加重痛风性关节炎、骨关节炎，因此，科学合理的饮食可预防某些关节炎的发生。

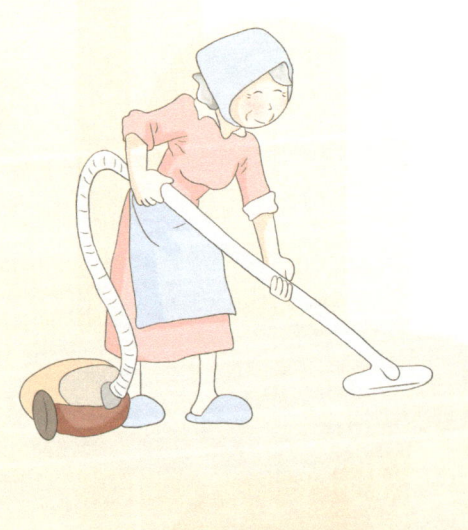

第二部分 常见疾病的科普和保健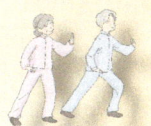

76. 什么是慢性肾脏病？

慢性肾脏病是由各种原因引起的肾脏结构或功能异常，异常时间超过3个月，并对健康有所影响的一组肾脏疾病。其包括出现肾脏损伤标志（白蛋白尿、尿沉渣异常、肾小管相关病变、组织学检查异常及影像学检查异常）或有肾移植病史，伴或不伴肾小球滤过率下降。

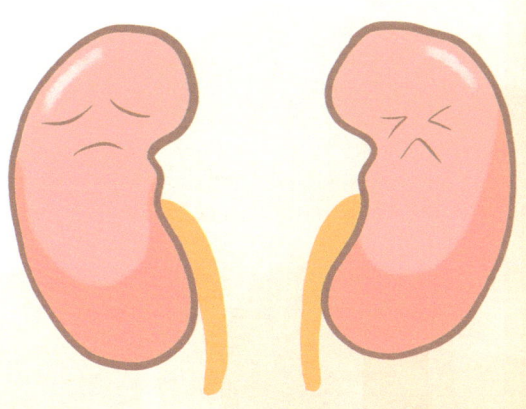

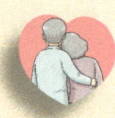

留守老人身心健康的那些事

77. 慢性肾脏病的症状有哪些？

慢性肾脏病的不同阶段，其症状也各不相同。在初期，患者可以无任何症状，或仅有乏力、腰酸、夜尿增多等轻度不适；少数患者可有食欲减退、代谢性酸中毒及轻度贫血。后期，上述症状更趋明显，进入肾衰竭期后则病情加重，有时会出现高血压、心力衰竭、严重高钾血症、酸碱平衡紊乱、贫血、甲状旁腺功能亢进和中枢神经系统障碍等，严重者甚至会有生命危险。

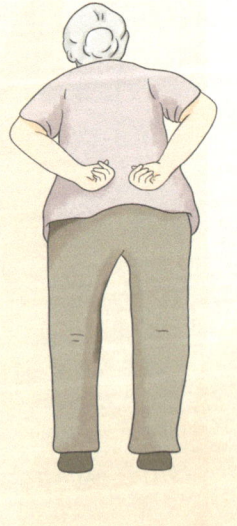

第二部分　常见疾病的科普和保健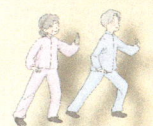

78. 如何延缓慢性肾功能不全？

（1）控制血压。积极控制血压可以降低蛋白尿，可以减轻肾小球高滤过、减缓慢性肾衰竭病变进展。

（2）饮食。低蛋白饮食可降低肾小球内高灌注、高血压及高滤过，减少蛋白尿，从而减慢患者肾小球硬化及间质纤维化的进展。

（3）其他。慢性肾衰竭急剧加重的常见因素有血容量不足、严重感染、败血症、组织创伤或大出血、泌尿系统梗阻，对上述因素需要及时就医处理。

79. 常见的口腔问题有哪些？

口腔主要有7大问题，包括龋齿、牙结石、牙菌斑、牙龈出血、牙本质敏感、牙黄、口腔异味。

留守老人身心健康的那些事

80. 日常如何护理口腔？

（1）采用正确的刷牙方法。正确的刷牙方式是顺着牙缝上下移动，先外后内，接着刷净咬合面，最后再轻刷舌面两三次帮助去除口腔异味。

（2）选择正确的口腔护理产品。牙膏不仅能帮助防止牙齿表面蛀牙，更能显著降低根部蛀牙的发生率。市面上常见的牙膏有普通牙膏和中药牙膏等，可根据个人的牙齿状况选择合适的牙膏。

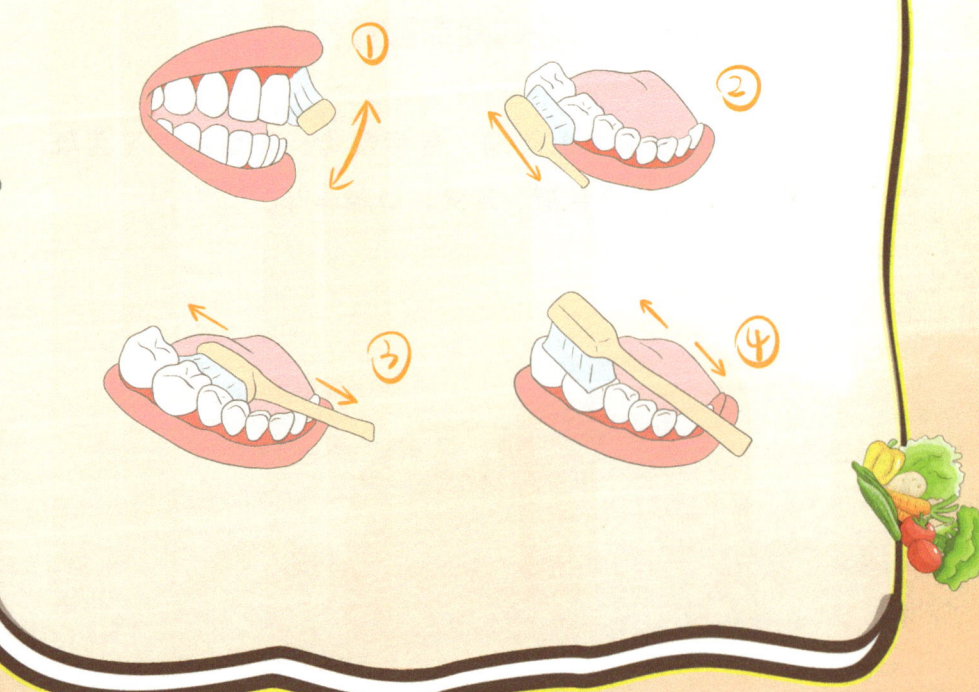

第二部分　常见疾病的科普和保健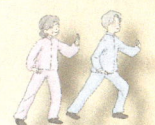

81. 什么是白内障?

眼花指看东西模糊不清，或因为内容繁杂而看得头晕目眩，其是白内障的重要症状之一。白内障指由于晶状体透明度降低或颜色改变导致的视觉障碍性疾病。

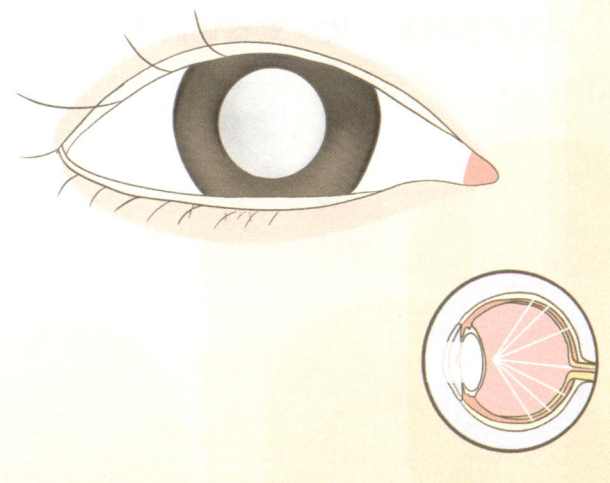

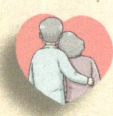

留守老人身心健康的那些事

82. 如何预防白内障？

目前没有有效的措施预防白内障，但以下方法可能有帮助。

（1）户外活动时，注意佩戴防紫外线的太阳镜，避免紫外线损伤眼睛。

（2）多吃水果和蔬菜，注意补充足够的维生素和抗氧化物质，有助于保持眼睛的健康。

（3）避免过量吸烟、饮酒。

（4）注意用眼卫生。

（5）避免用眼过度，建议做眼保健操，有助于改善眼部血液循环。

第二部分　常见疾病的科普和保健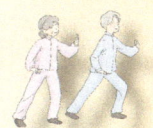

83. 如何治疗白内障？

白内障的治疗可分为药物治疗和手术治疗。目前没有药物可以治愈白内障，但利用药物可以控制白内障的发生、发展。

（1）药物治疗。目前国内外都处于探索研究阶段，早期白内障可口服维生素C、维生素B_2、维生素E等，也可用一些药物延缓病情发展。

（2）手术治疗。一般而言，视力若明显下降，建议尽早手术。

84. 什么是慢性疼痛？

慢性疼痛是指持续1个月以上的疼痛，也有人把慢性疼痛比喻为一种不死的癌症。中国至少有1亿以上的慢性疼痛患者。

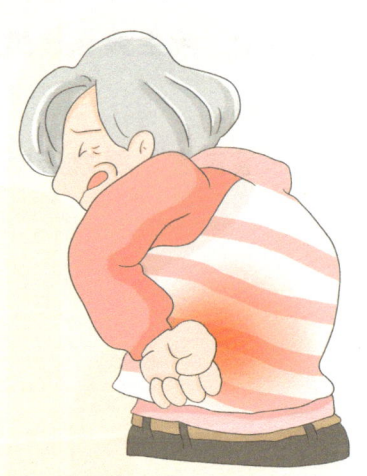

85. 慢性疼痛的病因是什么？

慢性疼痛的主要病因是远伤，即久远发生过的软组织损伤，具有明显可见的固定病灶。

第二部分　常见疾病的科普和保健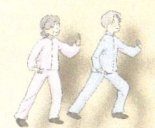

86.慢性疼痛如何就诊？

（1）按疼痛部位：如头痛就诊于神经内科、神经外科、疼痛科，胸痛就诊于胸外科、疼痛科、康复科，腰痛就诊于骨科、疼痛科、康复科，等等。

（2）按疼痛原因：如因癌症引起的应就诊于肿瘤科，中重度癌痛也可以就诊于疼痛科。因神经受损引起的应就诊于神经内科和疼痛科，因高血压引起的应就诊于心血管内科，等等。

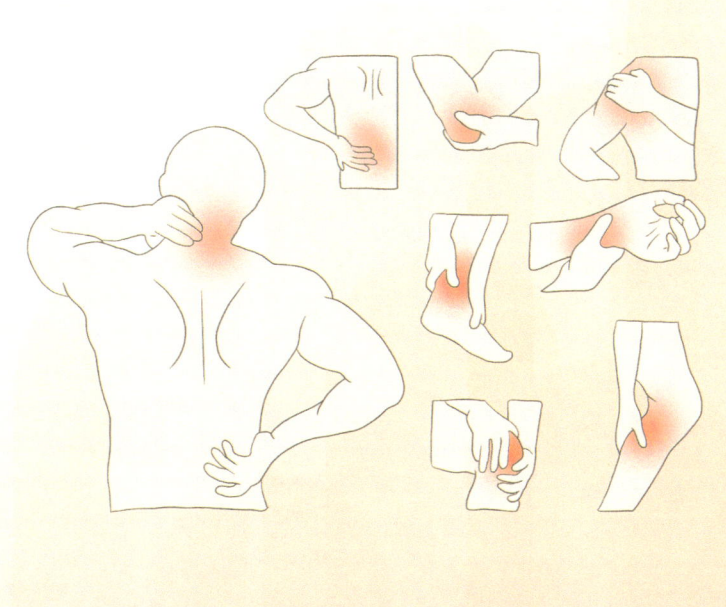

第三部分
了解常见心理困惑

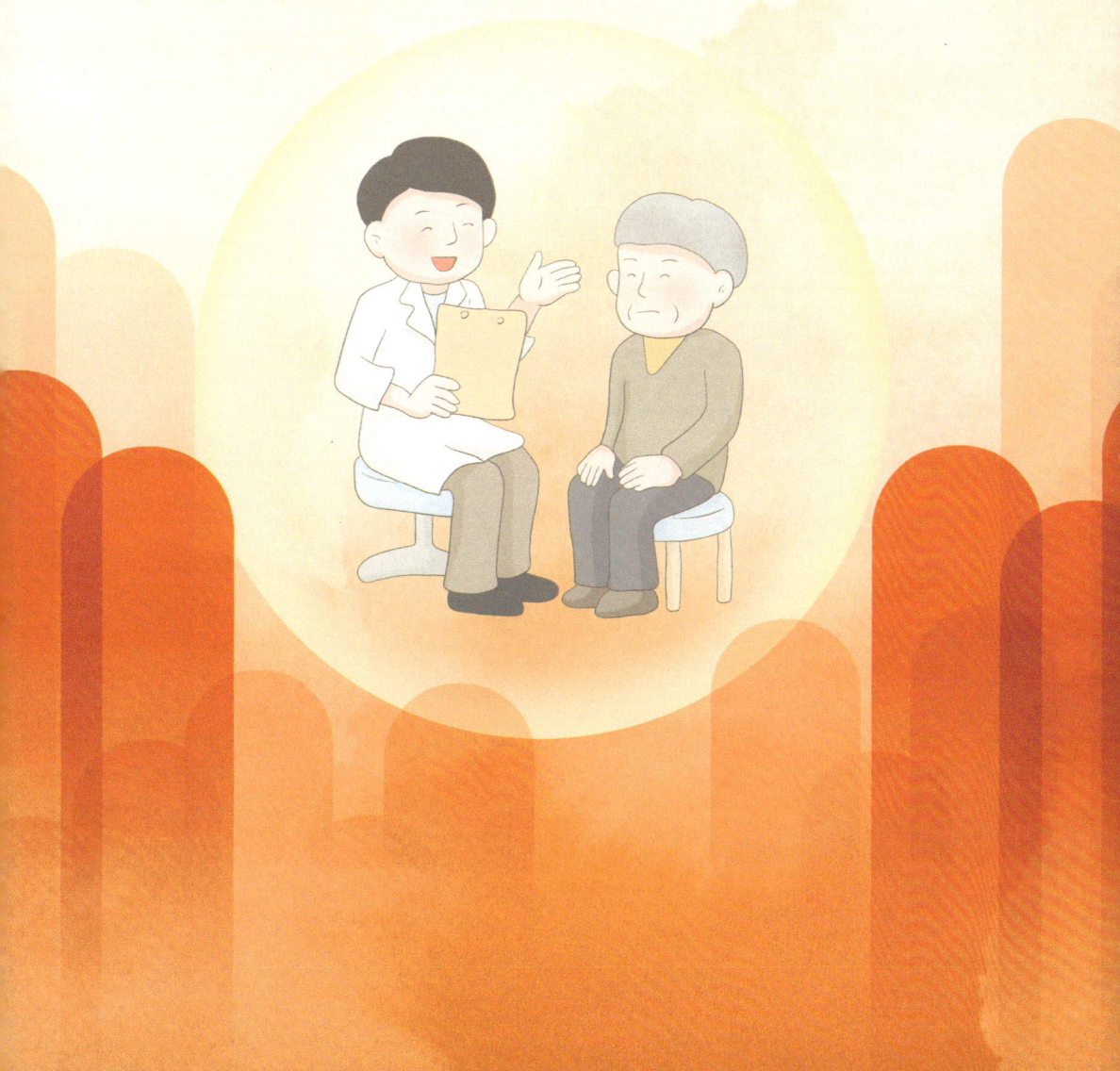

第三部分 了解常见心理困惑

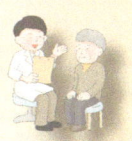

1. 老人要如何保持心理健康?

"养生"不仅仅是指保持身体机能的健康,心理健康同样重要。老人要保持情绪稳定,要以积极的态度来面对生活,注重享受过程。很多上了年纪的人喜欢回忆往事,但过度追忆也会影响心理健康,严重的还可能加速身体功能的减退。老人要善待自己,具有清醒的自我意识,以积极进取的人生观作为人格的核心。如果感觉自己出现了抑郁、焦虑、睡眠障碍等问题,要正视问题,积极寻求家人和专业人士的帮助。

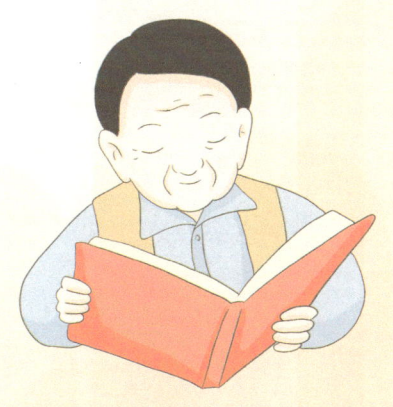

留守老人身心健康的那些事

2. 如何化解孤独感?

孤独是一种普遍的人类情感，许多人都会在生活中体验到孤独感。孤独不仅会影响人们的心理健康，还会影响身体健康。因此，学会应对孤独感对于老人的健康和幸福是至关重要的。

（1）寻找社交圈。寻找社交圈是应对孤独感的有效方法之一。人们需要建立联系并与他人交往以满足个人情感需求。社交活动不仅可以让人感觉到温暖和归属感，还可以培养人际关系。可以加入兴趣小组，参加运动或艺术类活动，或者参加志愿者活动。通过这些活动，可以与其他人达成共同目标，分享自己的经验和想法，找到共鸣和支持。

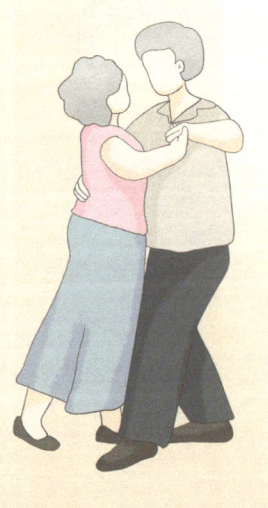

第三部分　了解常见心理困惑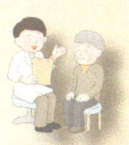

（2）寻找支持。当老人陷入孤独时，可以向亲友等寻求支持，通过与亲友联系，分享自己的经历和感受，得到宽慰。当人们处于困境中时，有效的支持可以帮助人们更好地渡过难关，改善心理健康。

（3）放松自己。当老人感到孤独时，可以通过放松自己来帮助舒缓情绪和压力。老人可以通过阅读书籍、听音乐、跑步、绘画等方式来放松。这些活动可以给老人带来一些愉悦，消除孤独感。

（4）学习新技能。学习新技能是应对孤独感的另一种有效方式。通过学习新技能，可以扩展老人的兴趣爱好，增加他们的技能和知识储备；可以使他们与其他人建立联系，并在社交中更有自信心。

（6）寻求专业人士的帮助。当老人的孤独感过于严重，无法自我调节时，应该及时寻求专业人士的帮助，如心理咨询。通过专业人士疏导，可以帮助老人更好地理解自己所面临的问题，并学会应对孤独感。

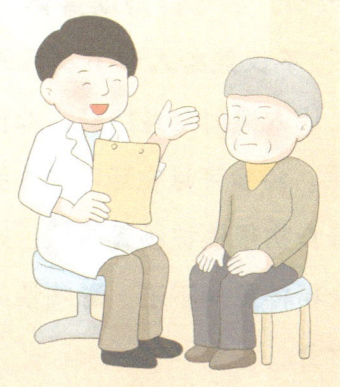

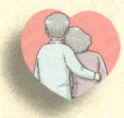 留守老人身心健康的那些事

3. 如何改善低落情绪?

（1）漫步散心。心情不愉快时可以出去漫步散心，不必做剧烈运动，在小区附近散步就很不错，和几个朋友边走边聊就更好了。研究指出，仅仅单纯的散步就可以改善情绪。某大学一项研究发现，户外集体散步有助于减压，可大大降低患抑郁症的风险。

（2）晒晒太阳。自然光可以帮助我们调整生物钟、有助于睡眠，还能补充维生素D。缺少维生素D会使人感觉疲乏、情绪低落。据调查，因光照不同，纬度高的国家比纬度低的国家居民患抑郁症的可能性高得多。美国纽约大学兰贡医学中心临床皮肤科教授指出，阳光可以激发大脑释放"快乐因子"血清素，所以晒太阳能改善心情、释放压力。

（3）改变姿势。长时间维持蜷缩姿势会让人感觉压抑、忧郁。老人应多走动，尽可能舒展身体。研究人员通过试验发现，"站如松"不仅能给人留下良好的印象，还能减轻身体的各种疼痛，让人感到全身舒畅、心情愉悦。

（4）远离糖果。甜食可以在短时间内镇静情绪，使人心情愉快，但因含糖食物很快被肠胃吸收，造成血糖急剧上升又下降，反而会让精神更加不济，影响情绪的平稳。保持稳定的情绪要远离甜食。

第三部分 了解常见心理困惑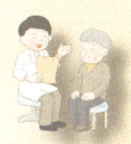

(5)会友聊天。与朋友交流时会产生催产素和内啡肽。催产素是一种肽类激素,能减轻焦虑,降低血压和心率。内啡肽是一种脑内神经递质,会使人产生幸福感。朋友之间的交流会提供情感上的支持,即使只是谈论天气,也能使人心情愉悦。

(6)读一本书。研究发现,各种减压方式中,阅读效果最佳,6 min 内就能使压力水平降低 68%,比听音乐和散步效果都好。心情不佳时,不妨在舒适整洁的环境中阅读,既能增加知识,又能改善心情。

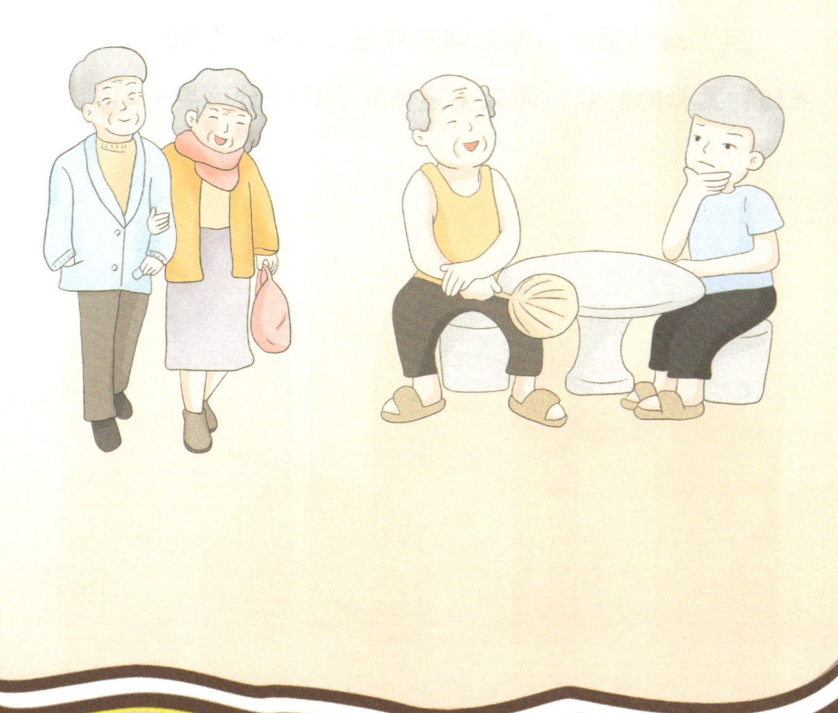

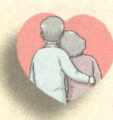
留守老人身心健康的那些事

4. 如何缓解焦虑和紧张？

（1）转移注意力。对于焦虑和紧张的老人而言，在生活中学会转移注意力是十分重要的，只有把自己的情绪集中在一些让自己开心的事情上，才能缓解焦虑和紧张。

（2）调整心态。长期积累的不良心态是导致焦虑和紧张出现的主要原因，所以在生活中应该积极地调节自己的心态，用良好的心态面对生活，焦虑和紧张出现的频率才能大大地降低。

（3）培养长期兴趣。一个好的兴趣可以帮助老人走出自己的世界，获得更多的快乐。

（4）运动健身。运动健身可以帮助老人舒缓压力，远离焦虑和紧张的影响，因此多运动是一件十分必要的事情。

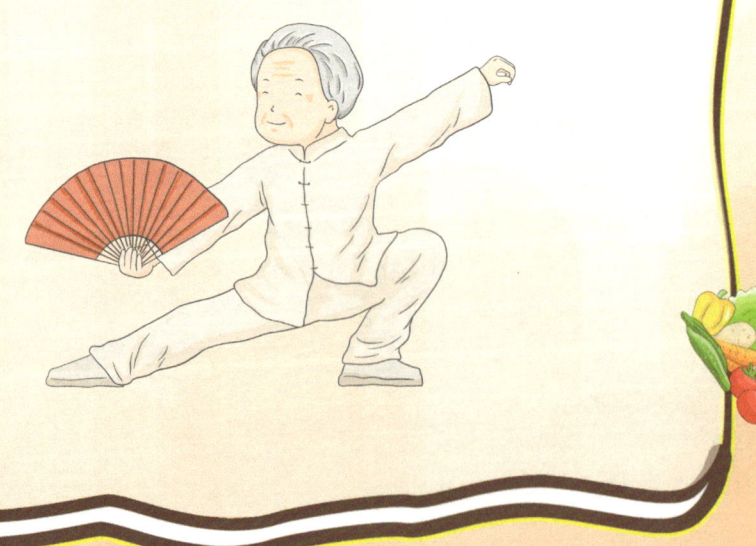

第三部分　了解常见心理困惑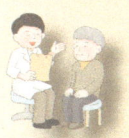

5. 如何化解急躁？

有时遇到烦心的事情，人就很难控制住情绪，遇到这种状况，靠急切消除急躁情绪是不现实的，要用渐进的办法：首先让自己找新的事做，转移注意力，这能让自己的心境稍微平静些；然后让自己做一些有序的事情，注意做事的条理性，以逻辑思维来抑制烦躁的情绪，从而渐渐控制住自己的情绪。在心理学方法上，这也是利用逻辑思维兴奋以抑制急躁情绪的方法。

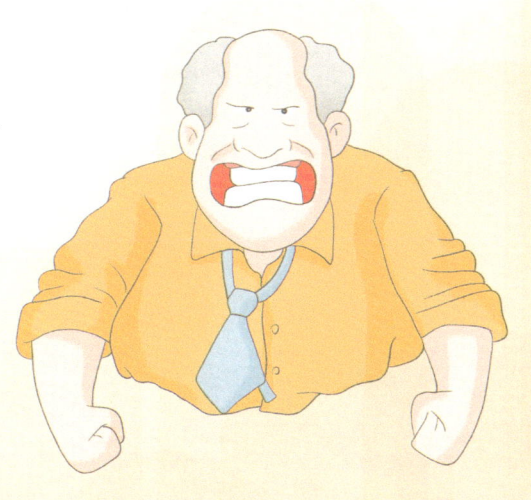

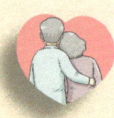 留守老人身心健康的那些事

6. 如何做到不脱离社会？

（1）主动走出去，是融入社会的最好办法。

老人要多关注一些时事新闻，对自己了解当今社会变化情况、发展趋势大有好处，便于很快融入社会。

（2）参加集体活动，可以更快地融入社会。

很多老人的社交面比较狭窄，平时可以通过朋友或熟人结交社会经验比较丰富的人。

做好融入社会的心理准备。其实只要多学、多看、多思考，即使是老人，再融入社会也不会太难！

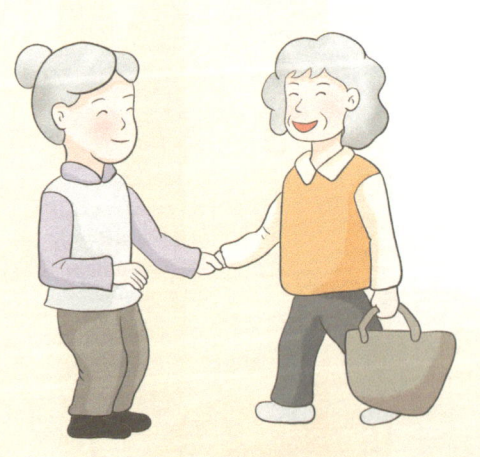

第三部分　了解常见心理困惑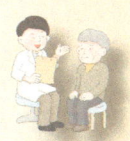

7. 如何处理好邻里关系？

（1）与邻居相处时，保持一颗热忱的心。我们与邻居谈话时要保持一颗平静的心，用心去沟通，人与人之间的距离是通过沟通来拉近的。在邻居需要帮助的时候尽量保持热情，比如天要下雨了，邻居家的被子还在外面晾着，人却不在家，这时如果我们有时间就尽可能帮忙收一下，有可能一个小举动就能大大拉近邻里间的距离。

（2）勤沟通，勤交流，缩短彼此的距离。沟通是一座桥梁，能拉近人与人之间的距离；沟通是一扇窗户，能打开彼此的心。

（3）互相尊重，营造一个美好的相处环境。互相尊重，首先要求我们自尊自重，不要把一些公共区域当作是自己的家里，肆意活动，要保持公共区域的安静、干净、整洁。例如，有些家庭习惯晚上10点前睡觉，而有些家庭习惯晚上12点以后睡觉，如果晚睡的家庭晚上又喜欢唱歌，这就容易造成邻里不和谐。为减少这样的不和谐，我们应该学会去包容、尊重，加强沟通，有可能下次对方有错的时候会主动改正，这样有利于邻里之间的和谐相处。

第四部分
其他相关问题

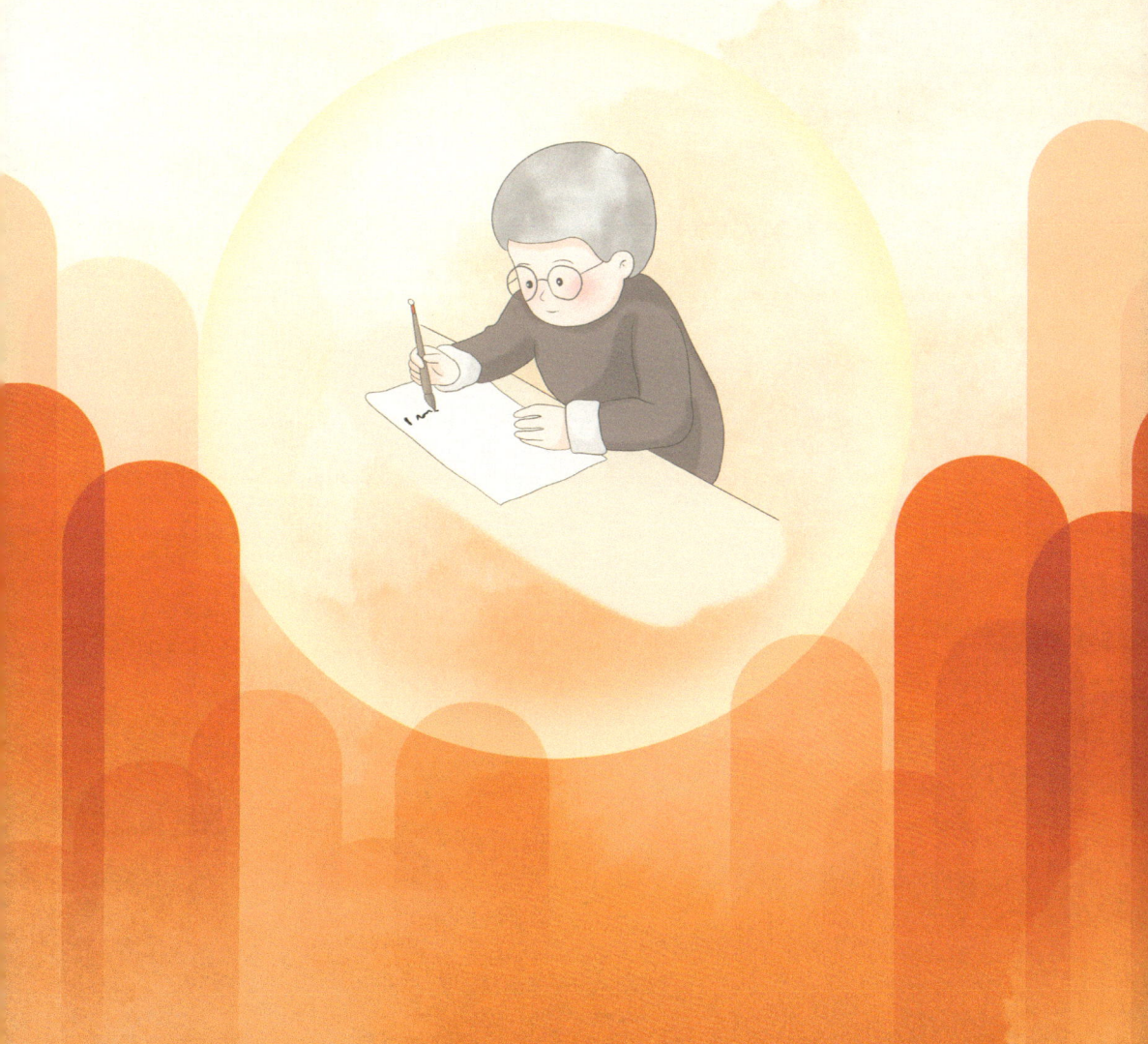

第四部分　其他相关问题

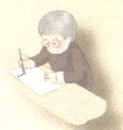

1. 为什么留守老人的农业生产劳动很繁重？

青壮年劳动力外出后，老人成为农业生产的主要维持者。有调查显示留守老人家庭中，超过一半的留守老人的耕种面积不低于 666.67 m^2，部分留守老人的耕种面积甚至多达 3000 m^2。由于缺少子女协助，很多本该颐养天年的老人却要承担繁重的生产劳动。这些留守老人知识文化水平普遍不高，仍属于体力型和传统经验型劳动者，不仅难以适应现代化生产对劳动者的技术要求，也缺乏对先进技术的接纳和吸收能力。

2. 老人该如何提高生活质量？

老人要树立自信，寻找生活的幸福和价值。在能力和条件允许范围内，可以尝试一些以前想做但没有做的事。要相信自己还有学习新知识和技能的能力。可以按自己的兴趣选择方向，例如绘画、书法、音乐、摄影、舞蹈等，或是参加志愿者活动、老年大学兴趣班等。除了自娱自乐，也可以适当参加集体娱乐活动。这样既能消除孤独感，又增加了与社会接触的机会。注意参加活动的时间不要过长，一切以安全为主。

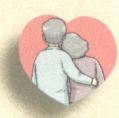

留守老人身心健康的那些事

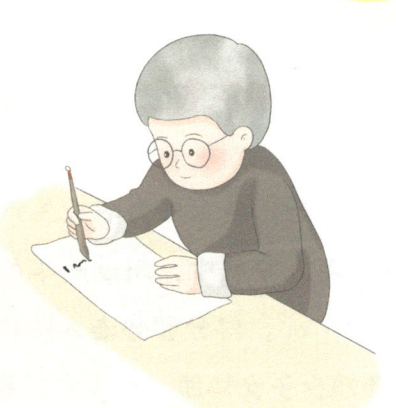

3. 老年人要怎么安排起居作息？

"起居有常，不妄劳作"是《黄帝内经》中经典的养生原则，即要遵循规律的节奏安排一天的作息。一是要按时睡觉，老人最好在晚上10点以前入睡，并且要养成午睡的习惯，保证每天睡眠时间7~8 h。在睡觉之前保持环境安静、情绪平稳、身体舒畅，可以提高睡眠质量。二是要适当运动，老人要尽可能多活动身体，并根据自身条件选择适当的运动种类和运动量，例如清晨或傍晚散步、慢跑、做操、打太极拳等，都有利于身体健康。三是要规律进食，每餐要力求定时、定量，每餐以七八分饱为宜。高龄老人应少吃多餐，除一日三餐外，可以在下午增加一次餐食。

第四部分　其他相关问题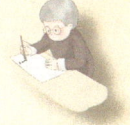

4. 老人怎么合理搭配饮食?

健康的饮食是老人延年益寿的法宝。合理规划饮食可以增强体质，降低各种慢性疾病的发生概率。一是饮食种类要丰富。以谷物为基础，多进食新鲜蔬果，也要摄取优质蛋白，做到荤素搭配，食材多样化。不应偏食挑食，否则可能因为缺乏某种营养物质而生病。二是注意饮食清淡，少油少盐。三是食物要软、要热。老人的食物质地要软烂，以易咀嚼消化的食物为主，如牛奶、豆浆、稠稀饭、馄饨等，要少吃油炸食品和干硬食品。食物宜温热，过多食用冷、凉的食物可能影响消化功能甚至造成胃肠疾病。四是饮食一定要清洁，切忌剩菜剩饭反复加热食用或是变质水果、过期食品还舍不得丢，此类食物不仅营养价值已大大降低，还会给身体造成负担，甚至有致癌的风险。

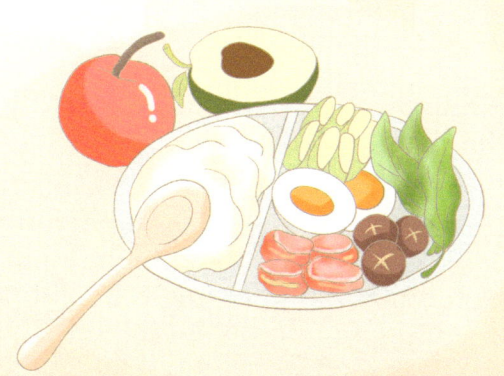

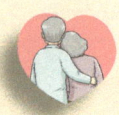

5. 什么是八段锦?

八段锦是一种中国古代气功功法，由8种肢体动作组成，内容包括肢体运动和气息调理，具有增强体质、舒缓压力、改善呼吸功能、增加柔韧性等优点，同样适用于老人。以下是八段锦的歌诀：

双手托天理三焦，
左右开弓似射雕。
调理脾胃臂单举，
五劳七伤往后瞧。
摇头摆尾去心火，
两手攀足固肾腰。
攒拳怒目增力气，
背后七颠百病消。

第四部分　其他相关问题

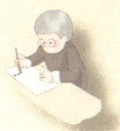

6. 什么是五禽戏？

五禽戏是中国传统导引养生的重要功法，由华佗创编。其动作效仿虎、鹿、熊、猿和鸟。

（1）虎戏。习虎戏时，需手足着地，身躯前纵后退3次，然后引腰、昂头，如虎行步，前进、后退7步。虎戏气势威猛，能升肾水之气以固肾，肾气固则精气足，气足则五脏六腑皆固。久练能通督脉，督脉通诸脉皆通，精力自然充沛。

（2）鹿戏。习鹿戏时，需双足着地，回头顾盼2次，然后左脚右伸、右脚左伸2~3次。较之虎戏的威猛，鹿戏则显得安详，需要以意领气，气蓄于丹田，能使气盈溢而散布到人体内各处，配合呼吸，气行血走，血液循环周流。正如华佗所述，血脉通，病不得生。

（3）熊戏。习熊戏时，需仰卧，两手抱膝抬头，躯体向左、右倾侧着地各7次，然后蹲起，双手左右接地。熊戏沉稳，模仿熊的形象，取其体笨力大敦厚之性。练习时，意随形动，形随意动，达到形意一体。熊戏主脾胃，练熊戏能起到四肢筋腱、肌肉发达、增长力气、灵活关节、强身壮体的作用。

（4）猿戏。习猿戏时，需双手攀物悬空，伸缩躯体7次，或以下肢钩住物体使身体倒悬。然后手钩物体做引体

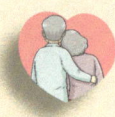

向上7次。猿戏灵巧，仿效猿的动作，外可练肢体灵活，内可抑情志动荡，即可练心。心神主血脉，血脉疏通可提神，因此久练猿戏，能够灵活脑筋、增强记忆、开阔心胸，也可防治心脑方面等疾病。

（5）鸟戏。习鸟戏时，需一足立地，两臂张开做鸟飞状。然后取坐位，下肢伸直，弯腰用手摸，再屈伸两臂各7次。鸟戏轻盈，仿效鸟展翅飞翔的动作，具有增强肺活量、疏通经络、灵活关节、疏导真气通三关达顶门之效，使上下运行而得安静，神静则气足，气足而生精，精溢而化气，从而使精、气、神三元合一，体健身轻，延年益寿。